# その診断を疑え!

池谷敏郎
Iketani Toshiro



インターナショナル新書 031

# 目次

## 第三章　「なんちゃって専門医」「プライド高き専門医」にご用心

第四章

# 「難民」にならない病院選び・医師とのつき合い方

## なぜ「病院難民」が増えているのか

ハートのない医師が難民を生み出す／一人の患者に時間をかけられない裏事情

患者目線の「聞く力」「伝える力」が難民化を防ぐ

## 「患者力」を高めて自分を守れ

大病院&ブランド志向は危ない／医療機関を使い分ける

いい「かかりつけ医」を見極める五つのポイント

症状を「伝える力」を高める／都合の悪いことも隠さず話す

「質問力」を磨く／正しいセカンドオピニオン

慢性疾患でも、たまには「浮気」してみる／後ろ向きに迷わない

ネット情報と賢くつき合う／社会や制度が生み出す難民

## 受けておくべき検査は何か

四〇代になったら「血管力」をチェック

がんのリスクは、四〇代、五〇代から急上昇

## 第五章　健康寿命を延ばす体のメンテナンス法

## 血管力を高める食生活



## あとがき

# はじめに

## 不安と不満を抱え病院を渡り歩く「難民」が急増中

「とにかく足が冷えて冷えて……。近所の大きな病院で超音波だのＭＲＩ（磁気共鳴画像法）だのＣＴ（コンピュータ断層撮影）だの、いろんな検査を体中してもらいましたが、特に問題は見つかりませんでした。しまいには、『気のせい』だとか、『もう、やれる検査はない。歳のせいだから、あきらめろ』なんて言われてしまって。どこの病院に行っても同じでした。だけどね、先生、夏でも冷たくて眠れないほどだし、しびれもあるんですよ。本当に問題ないんでしょうか。つらくても、我慢するしかないんですか？」

栃木県から来たという七〇代の女性は、診察室の椅子に座るやいなや、切々と訴え始めました。大きな荷物から分厚い検査データを取り出す際に見えたのですが、汗ばむ季節だというのに、膝掛け、使い捨てカイロ、何枚もの極厚靴下、さらには体を温める効能があるとされる健康茶の類まで、冷え対策グッズがぎっしり詰まっています。

まるで難民みたいだなあ……。思わず、ニュース映像で見た難民たちの姿を重ねてしまいました。

私が院長を務める内科・循環器科専門のクリニック、池谷医院があるのは、都心から電車で一時間以上かかるあきる野市。東京都内とはいえ、便利な場所とはいえません。それでも、この女性のように、テレビの医療番組などで私のことを知り、藁《わら》にもすがる思いで遠路はるばる足を運んでくださる人がたくさんいます。栃木や茨城といった関東圏だけでなく、関西や九州、北海道など、それこそ全国各地から……。

そういう患者さんに共通しているのは、すでに大きな病院をいくつも回っていること。ありとあらゆる検査を受け、結局、何も異常がないと診断されたこと。中には、これこれこういう病気と診断され薬を飲んでいるけれど一向によくならない、という人もいます。

検査の結果が異常なしだろうと、治療を受けていようと、症状が改善しなければ本人にとっては大問題。不安や医師への不信感も増幅していきます。やがて、地元の病院じゃダメだと周辺の県の大学病院へ、さらにはインターネットや雑誌などで情報を得て遠方の医療機関へ……。そんなふうにドクターショッピングを続けてしまう「病院難民」が、近年、確実に増えているという実感があります。

足が冷える、腰が痛い、動悸や息切れがひどい、胃がもたれる、コレステロール値が下がらない、膝が痛い、眠れないなどなど……訴える症状はさまざまですが、難民化した人たちを診察して気づいたことがあります。深刻な病気を患っているのは、そのうち一、二割で、ほとんどの人がちょっとした対処で治っていくということ。診察室を出るときには、見違えるような明るい表情になっている人も少なくないのです。

こう書くと、やっぱり病気ではなく「気のせい」だったんじゃないか、症状を大げさに言っているだけなんじゃないか、などと誤解されかねませんね。しかし、それは違います。それぞれの患者さんが感じているつらさや痛みは本物です。じゃあ、私が大変な名医なのかというと、そうなりたいと願い努力はしていますが、残念ながら特に優れているわけでもありません。

次々に病院を変えても解決しなかった苦しみが、小さなクリニックを営む私の対処によって、比較的短期間で消えていくのはなぜか。それは、「病院難民」が急増している原因や背景と密接に絡み合っています。

「病院難民」を生み出している要因は、大別すると三つに分類できるようです。まず医療を行う側の問題、次に患者さん側の問題、そして人間の体と心の複雑さ。

そのうち最大にして、ほかの二つの要因にも大きく関わっているのが、医師側の問題だと私は考えています。症状やデータだけを診て、患者さんの心に寄り添おうとしない医師が非常に多い。「あそこの先生は診察中、パソコンにカルテを打ち込むだけで一度も私のほうを見なかった」といった愚痴を何度聞いたことか。

的確な診断をするためには、患者さん一人ひとりと向き合い、体だけでなく表情などもチェックしつつ、しっかりと話を聞き、適切な質問を投げかけていく必要があります。たとえ正しい診断をくだせたとしても、それを相手に伝わる形で、患者さん個人の問題に落とし込んで説得できなければ、治療の効果はなかなか現れません。医師や病院に対する患者側の不満や不信感も募っていきます。

私が普段行っている診療の基本は、その逆。患者さんの訴えをとことん聞いて、相手が納得してくれるまで説明しているにすぎないのです。

患者の話を聞かない・聞けない、患者が納得できるよう説明しない・できない医師が増えているのは、医師個人の性格やコミュニケーション能力だけが原因ではありません。現在の医療制度や医師不足など社会的な問題も、その背景にあると思います。

今の日本では、誰もが「病院難民」化しかねない。気づいていないだけで、あなたもすでに、その一人かもしれません。

「いや、私は同じ先生のところでずっと診てもらっているから大丈夫」という人も、がんや認知症でもないのに症状が悪化する一方だとか、新たな症状が次々に出てきているようなら要注意。難民以上に危うい「病院捕虜」になっている恐れが大ですから。

同じ医療者として残念ですが、プライドだけ高くて腕が悪いと言わざるをえない残念な専門医が少なからず存在します。また、その分野の知識や経験もないのに看板だけを掲げた「なんちゃって専門医」も横行している。そういう医師ほど患者を囲い込み、よその医療機関に行かせたがらないものなのです。ご家族に連れられて四国から私のクリニックにやってきた女性は、プライドだけ高い専門医に囚われ、長年の過剰投薬によって廃人のようになっていました。

本書では、まず「病院難民」や「病院捕虜」について知っていただくために、これまでに診察した中から典型的な症例を紹介していきます。人間の体と心の複雑さゆえに難民化しているケースを第一章で、患者側の心理や知識の偏りから問題がこじれているケースを

第二章で、医師側の責任が特に大きいケースを第三章で取り上げました。それらの症状をやわらげるための正しい対処法についてもフォローしています。

第四章では、「難民」にも「捕虜」にもならずにすむよう、また、すでになってしまった人が今の状態から抜け出せるよう、私なりのアドバイスをまとめました。いい医師・ダメな医師の見分け方、インターネットなどにあふれている情報に惑わされない医療機関の選び方、医師に症状を正確に伝えるコツ、セカンドオピニオンを受ける際の注意点などを知ることができます。

最後の第五章では、第一～三章で取り上げた症状を軽減し、老化防止にも役立つ体操や食事について紹介しています。

病気になりたくないと思っても、一生、病院と無縁で過ごせる人はごくわずか。医師や病院と上手につき合っていくために、本書を役立てていただければ幸いです。

# 第一章　神経や心に、体はコロリとだまされる

## Case1 足が冷たい……「ウソ冷え」難民

私の専門は、血管・血液・心臓などの循環器系です。テレビの医療系番組に出演した際、警告の意味を込めて、こんなお話をしたことがあります。

「単なる足の冷えだと放っておいたら閉塞性動脈硬化症で、足を切断しなければならなくなった人がいました。これは極端なケースですが、高血圧や糖尿病、喫煙習慣など動脈硬化のリスクを抱えている人は気をつけてくださいね」

閉塞性動脈硬化症というのは、足の血管病。下肢の動脈硬化が進み、血液循環が悪化することにより、だるさや冷え、しびれ、痛み、こむら返りなどの症状が現れ始めます。やがて長時間の歩行が困難になり、最悪の場合は足が壊死して切断しなければならなくなる。足に動脈硬化がある人は、心臓や脳の動脈にも異常が出ていることが多く、心筋梗塞や脳梗塞を起こす恐れも高まります。

足の冷えを訴えて来院される患者さんは以前から多かったのですが、テレビでこの話をしてから一気に増えました。

冷えで受診するのが初めてという人には、血管のしなやかさや狭窄《きょうさく》の有無を調べる血管年齢検査（一七八ページ参照）や、血管壁に瘤《こぶ》ができて狭くなっていないか確認する頸動脈エコー検査（一七九ページ参照）などを行います。どちらも五～一五分程度ですみ、結果もすぐわかる簡単な検査です。その結果、動脈硬化が進んでいるようなら、大きな病院でMRIや血管造影などの精密検査を受けてもらいます。

血液循環に問題がなく、高血圧や糖尿病といった生活習慣病でもない場合は、信頼できる整形外科を紹介することにしています。なぜか？　同じ症状でも脊柱管狭窄症が原因で足の冷えを感じる人が多いからです。

## 足は冷えていないのに、脳が冷たいと感じる

「はじめに」で、冷え対策グッズを山ほど持って栃木からやってきた七〇代の女性について書きました。実は、彼女も脊柱管狭窄症でした。テレビ司会者のみのもんたさんが脊柱管狭窄症で手術をしてから広く知られるようになりましたが、念のため説明しておきましょう。

脊柱管は、背骨の中央にある神経の通り道。トンネル状で、背骨を形づくっている椎骨《ついこつ》と椎間板に囲まれています。加齢などによって背骨が変形すると脊柱管が狭くなり、中の

神経が圧迫されて痛みや歩行障害といった症状が出てくる。下肢に冷えやしびれを感じるのも、初期症状の一つです。

栃木の女性は、私のクリニックに来る前にさまざまな検査を受けていました。循環器系だけでなく整形外科にも行ったけれど、すべて「異常なし」。実は、脊柱管狭窄症でも軽い場合は、MRIを撮ってても問題がないように見えることもあるのです。

脊柱管狭窄症の人が感じる冷えは、「ウソ冷え」です。実際に足が冷たくなっているわけではありません。でも本人は、冷たいと感じる。時には眠れないほどつらい……。なぜ、こういう異常感覚が起きるのかというと、脳が神経にだまされるからです。

脊柱管の中を通っている中枢神経、脊髄は、脳と体の各部を結ぶ主要な通信経路。知覚と運動を司っていて、脳からの命令を体に伝えたり、体からの情報を脳へと伝えたりしています。ところが、脊柱管が狭くなって骨などが神経にあたると、この経路に混乱が生じる。足には何の異常もないのに、誤った情報が脳に入り、脳は「足が冷たいんだ」と判断してしまうわけです。また、時にはしびれを感じることもあります。

椎間板ヘルニアでも同じことが起きる。ヘルニアの場合、椎間板の組織の一部が外に飛び出して神経を圧迫し、痛みなどを引き起こしますが、やはり神経に脳がだまされ、ウソ冷えを感じてしまうことがあるのです。

## 患者の訴えをとことん聞く。それが治療の第一歩

ウソ冷えは本当に足が冷たいわけではないので、いくら足を温めても、冷たいという感覚は、ほとんどなくなりません。では、どうすれば治るのか。

私が最初に行うのは、患者さんのつらさに寄り添い、その訴えにとことん耳を傾けることです。「この医師は私の話をちゃんと聞いてくれた。どれほどつらいか伝わった」と感じてもらうことが、治療の第一歩。それを抜きにして信頼関係は築けません。

次に大事なのが、年齢も性格も理解力も異なる患者一人ひとりにしっかり伝わるよう説明すること。今の症状からどういう病気が考えられるのか、何のためにこの検査をするのかからスタートし、相手の表情を確認しながら丁寧に、理路整然と話す。検査結果が出たら、それらの数値や画像から何が読み取れるのか、なぜ血液循環などに問題がないといえるのかを、わかりやすく解説する。さらに、どうして脊柱管狭窄症からくるウソ冷えだと診断したのか、なぜ腰のＭＲＩに明確な異常が写らなかったのか、どのようにして神経が脳をだまし、冷たさを感じさせるのか……という具合に、順を追って解き明かしていくわ

けです。

相手の表情を見て、どうも納得してもらえていないようだと思ったら、その人にわかりやすそうな何かに例えてみます。

「ドアの蝶番《ちょうつがい》がギーッと鳴るからといって、性能のいいデジタルカメラで接写しても何が問題かわからないことがあるでしょう？　あれと同じで、脊柱管狭窄症も軽ければMRIには明らかな異常としては写りません。ずっと足が冷たいのはつらいでしょうね。でも、MRIに写らず、痛みもないなら、背骨の変形はそれほどひどくないということなんですよ」

「脳が神経にだまされるというのは、たとえば……そうそう、歯医者さんで歯を抜いたあと、自分の顔が腫れて大変なことになっているように感じますよね。でも鏡を見てみると、実際は思ったほど腫れていない。あれに近いかなあ」

こんな説明は治療じゃないと思う人も多いでしょうね。しかし、患者さんに伝わるよう伝え、理解してもらうことが、実は非常に大切。人間の心と体はつながっていますから、理解し、安心すると、ウソ冷えのような異常感覚も少し治まってきます。理由もわからず不安を感じていたときより、症状がやわらいでいくものなのです。

逆に、どれほど検査を重ねても、数値を羅列した結果表を渡され「問題ないですね」だけですまされてしまったのでは、不安は消えません。「異常がないのではなく、異常を見つけられなかったんじゃないか」「こんな医師に任せていたら、足が腐って切らなきゃならなくなるかもしれない」などと考えてドクターショッピングを始めてしまう。そうしてまた一人、「病院難民」が生まれるのだと思います。

## 神経にだまされないコツは、症状を無視すること？

脊柱管狭窄症だと説明すると、「じゃあ、手術したほうがいいんでしょうか」と聞いてくる患者さんがいます。脊柱管狭窄症や椎間板ヘルニアの手術は、中枢神経の周囲を扱うので、一〇〇パーセント安全とは言い切れません。もちろん、リスクがあっても積極的に手術をすべきケースもありますが、蜂の巣をつつくようなことはせず、老化による自然経過と割り切り、うまくつき合っていくほうがいい場合もある。MRIに明らかな異常として写らないような軽いものであれば、確実に後者でしょう。

歳をとれば誰でも、あちこち不調が現れるものです。たとえ若くても、ウソ冷えのような神経の誤作動には効果的な治療法がありません。そういった、どうにもならないことに関しては、とにかく「考えない」というのも対策の一つです。「もう歳なんだから、あきらめろ」とか「治らないものだから、我慢しろ」と言っているわけじゃありませんよ。ウソ冷えが起こるシステムについて理解したら、あとは無視して生きていくに限る。

私が患者さんによくする例え話を、もう一つご紹介しましょう。視界の中に黒い虫のようなものが動いているように見える飛蚊症《ひぶんしょう》という症状がありますね。確かに、網膜はく離のような重大な病気が原因なこともありますが、加齢によっても多少は生じるもので、生まれたときから見える人もいます。白い壁などを見たときに黒いモヤモヤに気づき、気にし始めると気になってしょうがないのに、面白い映画を夢中になって観ているときなどは、すっかり忘れていたりする。ウソ冷えも同様です。冷たいと意識すればするほど、より冷たさを感じてしまいます。

実は私も、ウソ冷え、ウソしびれに悩まされている一人。子どもが小さかった頃、抱き上げようとして軽い椎間板ヘルニアになったのがきっかけです。しばらくは痛くて歩けず、よくなってからも、左足にずっと冷えとしびれを感じていました。

今は何の問題もなく、運動もできるのに、冷えやしびれで来院した患者さんを診察していると、前と同じような症状が出てきます。しかし、「これは異常感覚で本当に冷えているわけじゃない」と自分に言い聞かせ、ほかのことに注意を向けているうちに、いつの間にか消えていく。神経にだまされないためには「考えず、無視する」のが一番。これは、私自身の体験から会得した対処法でもあるのです。

無視できないときは、カイロなどで外から足を温めるより体を動かしましょう。ウソ冷えで悩んでいる人の中には、本物の冷えがかぶっているケースもあります。運動をして血行がよくなれば、本物の冷えのほうは改善し、前ほど冷えを感じなくなる。足の血流をよくするには、ウォーキングのほか、「ゾンビ体操」（二〇三ページ参照）や「ふくらはぎ体操」（二二五ページ参照）、「一分間正座」（二二二ページ参照）などがお勧めです。

## Case2 心臓が痛い……「狭心症もどき」難民

仕事でご一緒した女性編集者のYさんが、打ち合わせのあと深刻な顔で切り出しました。

「半年ほど前から、ときどき心臓が痛くなることがあったので、近所の内科クリニックを受診してみたんです。

あれこれ検査した結果、『狭心症の気がある』と言われて、『もし何かあったら、これをベロの下に含んでください』と、帰りにニトログリセリンを渡されたんですよ。ニトロってダイナマイトの原料で劇薬でしょ。なんだか、ますます心配になっちゃって……」

## 「お守りニトロ」を処方する医師

四〇代前半の彼女は中肉中背で、煙草は吸わず、お酒もほどほど。毎年、健康診断を受けていて、これまで一度も要検査になったことがないそうです。話を聞きながら、「ははあ、これは〝お守りニトロ〟だな」とピンときたので、いくつか質問してみました。

「どんなときに痛くなりますか？」

「夜、ソファに座ってくつろいでいるときとかが多いですね」

「痛みを感じているとき動けますか？」

「ええ。台所へ行ったり、二階へ上がったりしても特に息苦しくなったりはしません」

「けっこう長く痛みが続きますか？」

「三、四〇分続くときもあります」

「どのへんが痛みますか？」

「え？　ですから心臓が……」

「痛みを強く感じるのは正確に言うとどのあたり？　どんな感じで痛みますか？」

「みぞおちの少し上が、キュ～ッと締めつけられるみたいに」

「前かがみになったり、横になったりすると楽になりますか？」

「いいえ、よけいつらくなったことがあります。それでも水を飲むとたいていは楽になります」

「ほかに症状は？　咳《せき》はどうでしょう」

「急にむせたように咳き込むことがよくあります」

「それは逆流性食道炎、胃液が逆流しているのかもしれませんよ」

狭心症の心配をしていた彼女は、思いがけない病名に驚いていましたが、プロトンポンプ阻害剤（ＰＰＩ）という特効薬を処方したところ、それまでの痛みや咳がまるでウソのように消えたのです。

## 心臓の痛み＝狭心症とは限らない

なぜ逆流性食道炎だとわかったのか。その種明かしをする前に、まず「お守りニトロ」について説明しておきましょう。

胸の痛みを訴えて来院した人に対し、医師はまず最も見落としたくない狭心症や心筋梗塞を疑います。心臓の表面を冠のように覆って流れている冠動脈が心筋（心臓の筋肉）に酸素や栄養を運んでくれているおかげで、心臓が休みなく拍動し、私たちは生きていられる。狭心症は、この冠動脈が動脈硬化などによって狭くなり、血流が滞ることで心臓を動かす血液が一時的に不足した状態です。心臓からのＳＯＳ信号として、胸の痛みや圧迫感、息切れ、呼吸困難といった症状が現れるのです。

さらに、血液が心筋にまったく行かなくなってしまった状態が心筋梗塞。典型的なケースでは、猛烈な痛みが二〇分以上、時に数時間にわたって続き、血流が止まった部分の心筋から壊死していきます。手当てが遅れ壊死の範囲が広がれば、死に至ってしまう。

心筋梗塞のメカニズムについては第二章で詳述しますが、注意が必要なのは、狭心症が悪化したものが心筋梗塞とは限らないこと。初めての発作が心筋梗塞だったというケースも多々あります。

また、「狭心症のうちは、まだ安心」と考えるのも大間違い。狭心症の発作中は心臓に不整脈が生じやすく、やはり突然死を引き起こす危険性があるのです。

日本人の死因の第二位は、狭心症や心筋梗塞などの心疾患。命に関わる病気だからこそ、胸が痛いという人に対して医師は慎重にならざるをえないわけですね。

ただ、胸の痛み＝狭心症とは限りません。むしろ日常臨床では、ほかの何かが原因となっている「狭心症もどき」のほうが、ずっと多い。ところが、そういう人にまでニトログリセリンの舌下錠など狭心症の発作を止める薬を、お守り代わりに渡す医師が少なくありません。

実を言うと、医師にとって「あなたは狭心症じゃないから大丈夫」と断言して患者さんを手ぶらで帰すのは、非常に勇気がいること。もし、あとで発作を起こしたら……と思うと怖いんですね。

責任を問われたくないという心理も働きます。危険性の高い狭心症を見逃して、その患者が後日、心筋梗塞になって運ばれてきたりしたら、それこそ医師として「大失態」です……。

狭心症の多くは動脈硬化で生じた血管性の瘤によって内腔が狭くなり、血流が悪くなることによって起こるのですが、違うタイプもあります。ほとんど動脈硬化の瘤がないにもかかわらず、冠動脈がキュッと痙攣《けいれん》を起こして縮み、血流を一時的に途絶えさせてしまう冠攣縮性《かんれんしゅくせい》狭心症です。このタイプは、逆流性食道炎との鑑別が難しい。そんなこともあって、医師はつい「お守りニトロ」を出したくなってしまうわけですね。

## 心臓が悪くないのに「お守りニトロ」を使うと……

中には、安易に狭心症という病名をつけてしまう医師もいる。自分の診断に自信をもてない医師ほど、その傾向があるような気がします。また、前述の例のように「狭心症の気がある」などと、なんともいい加減な診断名を告げることも少なくありません。

ニトログリセリンは血管を一時的に拡張し、血流をよくする強力な薬です。狭心症ではないのに胸が痛いから、動悸がするからといって、ニトロを安易に使うとどうなるか。脈が速まって、さらに胸が苦しくなったり、脳の血管が拡張して頭まで痛くなったりしかねない。血圧が急に下がるため、目眩《めまい》や立ちくらみといった副作用が現れることもあります。やみくもに使っていい薬ではないんですね。

処方されただけで実際には使用しなくても、Yさんのようにニトロを出されたということ自体にショックを受け、不安を膨らませてしまう人もいます。

そもそも本当に狭心症を疑ったのであれば、ニトロだけを渡して帰すなんてことは、まずありません。すぐに循環器科の専門医のいる医療機関へ紹介するか、その原因となる生活習慣病をスクリーニングしたり、生活面での指導も行っていきます。そして治療薬を用いても症状が安定しなければ冠動脈の狭くなったところを広げるカテーテル治療や外科手術をする必要性が高まるので、必ず高度な医療が行える機関を紹介するでしょう。

念のためにと、ただ「お守りニトロ」だけを処方されたという人は、たとえ医師から狭心症だと言われていても、「狭心症もどき」の可能性が高いでしょう。

## 胃食道逆流症でも胸が痛くなる

私のクリニックにも、「念のため」と「お守りニトロ」を渡された人、ほかの医療機関で狭心症と診断されたけれど特に検査も受けていない「もどき」の人がたくさんやってきます。

狭心症というのは、その人の人生を左右しかねない病気です。命に関わるだけでなく、一度、狭心症と診断されれば、一般の医療保険には入りにくくなってしまいます。

「持病があっても入れます」といった宣伝をしている保険もありますが、狭心症でも加入できるのは一般的に引受基準緩和型という保険です。通常のものより保険料が高く、給付金額は少ない。そういう意味でも、医師はその患者さんが本当に狭心症なのか、「狭心症もどき」なのかを、慎重に見極めなければなりません。

本物かもどきかは、丁寧に問診するとだいたいの見当がつくものです。狭心症の診断において最も重要なことは、心電図や血液検査、エックス線検査ではなく、詳細な問診だからです。

まず、症状はどんなものでしょう？　胸が痛むといっても、その部位はどこでしょう？　左胸が痛むことが典型的ですが、左の奥歯や肩、背中や胃のあたりが痛む場合も決して少なくありません。ただ、痛みが右側に及ぶことは狭心症では極めて稀《まれ》です。胸の真ん中が痛む場合は、むしろ食道のトラブルの可能性のほうが高くなります。痛みの程度はさまざまですが、発作中は動くと心不全による呼吸苦などの症状が生じやすくなっているため、階段昇降や坂道歩行などは楽にはできないはずです。また、痛みの持続時間はどうでしょう？　通常、狭心症の痛みは数十秒から数分間持続しますが、二〇分以上続くことは極めて稀です。もし三〇分近く発作が続いたら、すでに不可逆的な心筋梗塞へと移行している状態で、呼吸苦や冷や汗、倦怠《けんたい》感などが生じてきます。

さらに、どんな状況で発作が生じているのかも重要です。階段や坂を登った際など、運動に伴って発作が生じ、安静にして回復するようであれば労作性狭心症を疑います。労作性狭心症は、冠動脈に動脈硬化が進行し、労作に伴って一時的に血流を妨げることで発症します。一方、運動量の少ない就寝中や明け方、寒さにさらされた状況などで生じる場合には、冠動脈が痙攣して生じる冠攣縮性狭心症を疑います。これは安静時に発症しやすいので、安静時狭心症とも呼ばれています。

仰向けで過ごす就寝中や、前かがみになったとき、あるいは立ち上がったタイミングなどに生じる胸の痛みで、その痛みを感じる部位が胸の中心部であり、しかも三〇分以上にも及ぶなどの特徴があれば、胃食道逆流症を強く疑うことになります。

これまで私が診てきた中には、肋間神経痛や帯状疱疹《たいじょうほうしん》が原因だった人もいました。

近年、特に目立つ「狭心症もどき」といえば、やはり胃食道逆流症でしょう。これは胃液が食道に逆流する疾患です。胃液に含まれる胃酸の主成分は、強い消化能力と殺菌力をもつ塩酸なので、食道に流れ込めば粘膜が傷つき、炎症を引き起こしてしまう。

なぜ胃液の逆流が起こるのかも、簡単に説明しておきましょう。食道と胃のつなぎ目には下部食道括約筋があって、横隔膜と協力し蓋のような役割を果たしています。いや、関所と言ったほうがいいかもしれませんね。健康な人の場合、この関所を通過できるのは、食道から下りてくる食べ物だけ。例外として、胃の内圧が高まりすぎたときに空気をゲップとして通しますが、上りの門は基本的に閉ざされている。しかし、何らかの原因で門がきちんと閉まらなくなったり、胃酸が増えすぎたりすると、胃の内容物まで関所を通過してしまうのです。

胃食道逆流症の症状で典型的なのは、胸焼けです。単にムカムカするだけでなく、胸の中央あたりがチリチリ焼けるように感じたり、ギュッと締めつけられるように痛んだり……。呑酸《どんさん》という酸っぱい液が口の近くまでこみ上げてくることも、しばしば。そのため、頻繁にゲップが出て、吐き気をもよおすこともあります。

さらに喉の粘膜まで荒れてしまうと、イガイガ感や声のかすれ、咳などの症状も出てくる。乾いた咳が長期間続いたり、夜寝ているときに激しく咳き込んで止まらなくなったりするので、咳喘息《ぜんそく》とも間違われやすいのですが、これも胃食道逆流症の代表的症状の一つ。

症状が喉に現れる場合の正式名は、咽喉頭《いんこうとう》酸逆流症といいます。先述したように、胃食道逆流症とは、胃酸が胃から食道へ逆流する病気のことを指しますが、さらに内視鏡検査の所見により食道に炎症所見があるものは逆流性食道炎、所見のないものは非びらん性胃食道逆流症といいます。

## 狭心症の発作で、歯や顎が痛むことも

そういえば、なぜYさんが狭心症ではなく胃食道逆流症だと思ったのか、まだきちんと

説明していませんでしたね。

　彼女は、くつろいでいるときに痛みを感じると話していました。先ほども書いたように、狭心症というのは、心臓に負担がかかっている最中に発作が起きやすい。ただし労作性ではなく冠攣縮性狭心症の場合は、睡眠中など安静時によく発作が起きますが、こちらは男性に多く、喫煙やお酒の飲みすぎ、不眠、ストレスなどが危険因子になります。その点、Yさんは心配なさそうでした。

　さらに彼女は、みぞおちの少し上が締めつけられるように痛くなり、三、四〇分続くと話していました。狭心症の発作も胸の中央が締めつけられるように痛むことが多いけれど、息切れや動悸を伴いやすく、体を動かすとつらくなります。発作中にYさんのように二階へ上がったりする余裕は、通常であればありません。

　痛みが続く長さも、数十秒から数分というケースがほとんど。長くても一〇分程度でしょう。四〇分も続いたら心筋が壊死し始め、心筋梗塞という次のステージに進んでしまいます。

　また狭心症や心筋梗塞の場合、痛むのが胸とは限りません。「放散痛」や「関連痛」といって心臓以外の左腕、左肩、みぞおち、奥歯などが痛くなる人もいます。

私の経験だと、「心臓が痛い」と来院する人の多くが心疾患ではありませんでした。しかし、Yさんがそうだったように、みなさん、左胸のあたりが痛い＝心臓と思い込んでしまいがちです。

さて、もう一つのチェックポイントは姿勢です。胃食道逆流症の場合、前かがみになって腹圧が高まったときや、横になっているときほど、痛みや咳などの症状が現れやすくなります。まっすぐ立っているときより、胃液が食道や喉に流れ込みやすくなりますからね。

Yさんが言っていたように、何かを飲むと痛みが治まるというのも、この病気の特徴。水でも効果がありますが、飲むならホットミルクや白湯がお勧めです。

胃食道逆流症というと、胃と食道の関所である下部食道括約筋などが加齢によって衰える中高年に多い疾患と思われがちですが、若い人にもよく見られるものなのです。若者が好きな脂肪分の多い食べ物は、胃に負担をかけ、胃酸過多につながります。食生活が乱れて便秘になったり、ゲームやスマートフォンの多用で姿勢が悪くなれば、腹圧が高まって胃からの逆流が起こりやすくなる。そういったことも背景にあるかもしれません。

香辛料、甘いお菓子、カフェインやアルコール、酸味の強いものなども、摂りすぎると胃酸が増えるので要注意。玉ねぎやミョウガ、レモンなどの酢漬けが体にいいとテレビの健康番組や雑誌で紹介され、ブームになってから、胃食道逆流症の人が急増しました。Yさんも毎日、酢玉ねぎを食べていたそうです。

この病気で怖いのは、胃からこみ上げてくる胃液などを誤嚥《ごえん》して誤嚥性肺炎になる場合があること。食道がんや咽頭がんにつながる恐れもあります。胃から喉にかけて不快な症状が続いているようなら、一度、消化器科を受診してみましょう。

ちなみに、外来では胃食道逆流症を疑った場合、胃酸分泌を抑制する治療薬を試しに一週間ほど服用してもらい、効果があるかどうかで判断（診断的治療）することもあります。

## 「狭心症もどき」で一番多いのは、肩凝り

いろいろ検査をした結果、狭心症でも逆流性食道炎でもなかったという人も少なくありません。いくら調べても身体的な異常はまったくないのに、胸の痛みが続く。動悸や息切れ、呼吸困難など、心疾患によく見られるほかの症状もある。こういう場合は、心臓神経症を疑います。

心臓神経症は、心が生み出す病。身近な人を心臓の病気で亡くしている人、かつて不整脈だと言われたことのある人、過労気味で体調に不安を抱えている人、定年や子育てが終

わって暇な時間ができたのを機に体の状態が気になり始めた人、心配性で神経質な人……などがなりやすいようです。

不安やストレスは、交感神経を刺激します。この神経は「闘争と逃走の神経」と呼ばれるように、体を活発に動かす必要があるときに働く神経ですから、血圧が上がる。心拍数が増え、心筋の収縮力も高まります。そんなとき、「あれ、動悸が激しい。もしかして私、心臓病？」という心配が芽生えると、その後も心臓を気にするようになる。そうして不安が増幅していくにつれ、痛みや息苦しさなど、より大きな症状が出るようになるのです。

心臓神経症の人も、医師が「気持ちの問題」ですませてしまうと、難民化しかねません。心が生み出す病気であっても、本人はつらく、不安でたまらないわけですからね。だから私は、検査結果を示しながら、どうして心臓に異常がないと確信できたか、どのようにして心臓神経症を発症するかを丁寧に説明することにしています。

そのうえで、どういう不安から今のような症状が生じているかを、患者さん自身にも考えてもらう。自分で考え、納得がいくと、その瞬間から痛みがやわらぎ、さらに消える人も少なくありません。人間の心と体は、本当に不思議です。

最後に、「狭心症もどき」の代表をもう一つ取り上げておきましょう。実は胸の痛みを訴えて来院する患者さんの中で、これが一番多い。

何だと思いますか？　実は肩凝りです。

肩が凝ると、肩甲骨周囲の筋肉が硬くなる。すると、それらの筋肉と連動している大胸筋や小胸筋の動きが悪くなり、呼吸をするときに動く肋間筋にも影響が出てきます。その結果、胸の痛みや息苦しさを感じるようになるのです。

私も、肩や背中の凝りがひどいときは胸が痛くなりますよ。そんなときは、「ゾンビ体操」（二〇三ページ参照）や「手クロス体操」（二一九ページ参照）、「肩ほぐし体操」（二二一ページ参照）、「ボートこぎ体操」（二二四ページ参照）を行うようにしています。

## Case3　胃がもたれる……「炎症なき慢性胃炎」難民

「ずっと胃の調子が悪いんです。四六時中もたれていて、食欲がない。胸焼けもひどい」

専業主婦だという五〇代半ばのMさんは、私と話している間も、みぞおちのあたりを右手でさすり続けていました。一年ほど前から症状が現れ始め、近所のクリニックを皮切りに何軒か病院を回ったそうです。

## 内視鏡検査は異常なしだが、胃薬も効かない

「胃の働きを活発にする薬、消化を助ける薬、胃の粘膜を保護する薬、胃酸を中和する薬、胃酸が過剰に出るのを抑える逆流性食道炎用の強力な薬……いろんな薬を出されて飲んできたのに、ちっともよくならない。胃カメラも二度やったけど、『大丈夫、きれいなもんですよ』と言われました」

胃薬が効かないということは、たぶん問題は胃じゃないな。そう思って、ほかの病気の可能性を探りつつ問診を続けました。がんや逆流性食道炎は、すでに否定されています。じゃあ、胆囊《たんのう》炎や膵臓《すいぞう》炎はどうだろう。胃と隣接した臓器に問題があると胃痛と勘違いしやすいし、腹部の膨満感や食欲不振を訴える人も少なくないのです。

ただ、胆囊や膵臓なら通常、食後に症状が現れ、油っぽいものやアルコールなど食事内容との関連が強いけれど、Mさんは違っていました。肝炎や十二指腸潰瘍、狭心症も同じような症状が出ますが、その心配もなさそうでした。

話を聞くうち引っかかったのが、笑顔がまったくないこと。胃のつらさのせいだけとは思えないほど、全体的に覇気がありません。そこで、趣味や一日の過ごし方について尋ねてみたところ、こんな答えが返ってきました。絵を描くのが好きだったけれど、楽しくな

くなったのでやめてしまった。どこにも出かける気になれない。本を読もうと思っても集中できない。テレビも見る気がしない。家事をするのに前より時間がかかる……。

「ちょっとうつっぽいですね。うつ病の症状は、心だけでなく体にも現れます。胃の調子が悪くなる人も多いんですよ」

Mさんは最初、うつ病になるような悩みはないと、納得がいかない様子でした。一昨年、ずっと介護してきた姑を看取り、一人息子も家庭をもって独立したので、むしろ悩みから解放され、これから人生を楽しめると思っていた、と言うのです。

「ストレスを生むのは、つらいことや悲しいことだけじゃありません。人間の心って不思議なんですよ。結婚、出産、昇進などうれしいことでも、環境が変化すればストレスになる。親の介護や子育てといった重荷から解放され、ほっとしたときに発症する『荷下ろしうつ』というのも広く知られています」

その後、彼女は精神科のクリニックで専門医の診察を受け、うつ病と診断されました。そして抗うつ剤とカウンセリングの治療が開始されたのです。先日、ニコニコしながら「気分とともに、すっかり胃の調子もよくなった」と報告に来てくれました。

## 胃の調子が悪い人の大半は、機能性ディスペプシア

Mさんのように、慢性的な胃の不調を訴えて医療機関を受診する人は後を絶ちません。日本国際消化管運動研究会（現・日本神経消化器病学会）が二〇〇六年に行った調査によると、そのうち九割は内視鏡検査をしても異常が見つかりませんでした。

炎症やポリープなど器質的な疾患がないのに、胃もたれや胸焼け、みぞおちあたりの痛みが長く続く。食べ始めてすぐ胃がいっぱいになったように感じて、食べられなくなってしまう……。こういう場合、かつては「神経性胃炎」や「慢性胃炎」といった診断名をつけていたのですが、近年、「機能性ディスペプシア」と呼ぶようになってきました。

なぜ機能性ディスペプシアを発症するのか、まだはっきりわかっていませんが、ストレスが大きな要因だと考えられています。うつ病など心の病を併発している人も多い。

ディスペプシアというのは、直訳すると「消化不良」。強いストレスを受け続けていると、胃をコントロールしている自律神経の働きが悪くなり、胃の動きも鈍ります。すると、食べ物を消化する力が弱まってしまう。痛みや吐き気も出てくる。

また、ストレスによって脳内に分泌されるホルモンの影響で、胃酸の過剰分泌や消化器の知覚過敏が起こることもわかっています。

機能性ディスペプシアは命に関わるものではなく、がんなど大きな病気につながる心配もありませんが、本人はつらい。悪化すれば日常生活に支障をきたすこともあります。

しかし、目に見える異常がないため、つい軽く考えてしまう医師も少なくないようです。「とりあえず薬を出しておきますが、気のせい、気持ちの問題ですよ」などと言われて傷ついたという患者さん、出された薬を飲んでも治らず病院を渡り歩くようになった患者さんを、これまで何人も診てきました。

この病気は人によって症状が大きく異なるので、薬の処方にも細かな配慮が必要です。私の場合は、患者さん一人ひとりの訴えをよく聞いたうえで、消化管の運動を改善する薬や胃酸分泌を抑制する薬、抗不安薬などを組み合わせていきます。西洋医学の薬だけでなく、臨床効果の高さで注目されている六君子湯《りつくんしとう》のような漢方薬での治療も行います。

ただ、ストレスとの関連が強い疾患ですから、薬だけで治すのは難しい。ストレス対策も重要です。たとえば、余裕がないときほどリフレッシュする時間をもつようにする、といったことを心がけるのもいいでしょう。忙しいと、たまの休日も家でダラダラ過ごしてしまいがちですが、それでは心の疲れはとれません。別に遠出などしなくていいのです。近所の公園を散歩してきれいな花を眺めたり、今まで入ったことのない店でゆっくりコーヒーを飲んだりするだけでも、気持ちは切り替わります。

誰かに嫌なことを言われて気持ちが沈んでいるなら、逆にうれしかったことを一〇個思い出してみましょう。「○○さんが励ましてくれた」「いつも一時間かかる作業が四〇分でできた」「ランチに食べたパスタがおいしかった」「電車でお年寄りに席を譲る男の子を見て、なんだか心がほっこりした」という具合に。これを習慣化すれば、日々の生活の中で小さな幸せを見つけられるようになります。

機能性ディスペプシアの治療には、食事や生活指導も欠かせません。なるべく決まった時間に、よく噛んで、ゆっくり食べ、腹八分目を心がける。脂肪分の多いもの、香辛料など刺激の強いもの、甘いもの、アルコールは胃に負担をかけるので、摂りすぎないこと。適度な運動をし、睡眠を十分にとることも大切です。そうそう、煙草もよくありません。ニコチンには血管収縮作用があり、血流が悪くなるので、胃の働きも低下してしまうのです。

日本人の四人に一人は、多少なりとも機能性ディスペプシアの症状があるといわれています。ディスペプシア難民はもちろん、病院に行くほどでなくても胃の不快感で悩んでいる人は、ここで紹介したストレス対策や食事法をぜひ試してみてください。

## Case4　足がむくむ……「むくみ」難民

雑誌のデザインをフリーランスで請け負っているという五〇代の女性、Hさん。八カ月ほど前から、ふくらはぎのむくみが気になり始めたそうです。

「仕事柄、座っている時間が長いので、夕方になるとよく足がむくんでいたんですが、たいてい一晩寝ればすっきりしていました。それが、次第にむくみが常態化してきて……」

### 足も顔もパンパンなのに、腎臓の数値は正常

腎臓でも悪いんじゃないかと心配になり、近所の病院で尿と血液の検査をしたところ、異常なし。

「お医者さんに少し運動したほうがいいと勧められ、ジムに通い始めました。週に三回はジムで走ったり、泳いだり、筋トレしたり……。最近、なんだかすぐ疲れちゃうので週一ペースに減りましたが、それでも昔よりはずっと体を動かしています。なのに、足だけじゃなく顔までむくむようになっちゃいました。本来の目の大きさからしたら、半分ぐらいしか目が開いていない感じがするくらいひどい日もあります」

そこで、前回とは別の病院を受診。やはり腎臓は問題なかったものの、脂質異常症と診断され、コレステロール値を下げる薬を処方されたとのことでした。

「肝機能の数値も落ちていると言われ、来週、エコー検査をすることになっています。むくむのは肝臓が悪いせいなんでしょうか。

でも私、お酒は乾杯につき合う程度しか飲まないんですよ。足のむくみがひどくなる四カ月ぐらい前に受けた健康診断では、中性脂肪もコレステロールも肝機能の数値も全然問題ありませんでした。こんなに急に、あちこち悪くなったりするものなんですか？」

確かに、脂肪肝や肝炎など肝臓の病気になると、むくみが生じ、疲れやすくもなります。しかし、私の頭にはほかの病名が浮かんでいました。腎臓や肝臓など内臓疾患が原因で起こる浮腫の場合、すねの骨の上を五秒ほど強く指で押すとしばらく圧迫痕が残ります。しかし、Hさんのむくみは弾性があり、押してもすぐ元に戻る。

「むくみや怠《だる》さ以外に気になっていることはありますか？」

そう尋ねると、出てくる出てくる。

「髪が細くゴワゴワになって、洗うたびにたくさん抜けます。もうハゲちゃうんじゃないかと心配になるくらい……。食欲がなく、あまり食べられないのに、お腹のまわりがブクブクしてきて体重も増えました。

午後になると眠くてしょうがないし、眠くないときも頭が重くてボーッとしていて仕事に集中できません。なんだか記憶力も落ちてきた感じがします。肌はカサカサになるわ、悩みの種だった冷え症や便秘もひどくなるわ……」

ひとしきり訴えたあと、Hさんはハッとしたように口をつぐみました。

「すみません、しゃべりまくっちゃって。私ぐらいの歳になれば、この程度の不調はあって当然なのかもしれませんね」

「いや、うかがってよかったです。今おっしゃった症状がすべて当てはまる病気がありますよ。甲状腺機能低下症です」

## 中高年女性は甲状腺機能低下症を疑え

甲状腺は喉ぼとけの少し下にあり、蝶が羽を広げたような形で気管を取り巻いています。縦四センチ前後、重さ一八グラム前後と小さく、あまり注目されることのない臓器ですが、ここでつくられる甲状腺ホルモンは人間の生命活動において大切な役割を担っています。ひと言で言うなら、全身の細胞に活力を与える「元気の源」というところでしょうか。

私たちの体は、食物から摂った栄養素を分解・合成してエネルギーに換えたり、新しい細胞をつくったり、老廃物を体外に排出したりしています。この代謝機能を刺激・促進する働きが、甲状腺ホルモンにはあるのです。

だから、いつもほどほどに分泌されていることが大事。血液中の甲状腺ホルモンが過剰になると代謝がよくなりすぎて、動悸、多汗、手の震え、イライラ、下痢、たくさん食べているのに体重は減少……といった症状が現れます。これが、バセドウ病に代表される甲状腺機能亢進《こうしん》症です。

逆に分泌が少なければ、甲状腺機能低下症になります。代謝が落ちて、疲労感、顔や下肢のむくみ、徐脈、脱毛・白髪の増加、皮膚の乾燥・角化、低体温、眠気、声がれ、筋力低下、便秘、食欲不振なのに体重増加……と、さまざまな症状が出てくる。脳や神経の活動も緩慢になるので、思考力や記憶力が低下したり、無気力になったりする人もいます。

甲状腺機能低下症は、特に中高年の女性に多い病気です。甲状腺が腫れて大きくなっていることが多いのですが、特に痛みも生じないため、本人も周囲もなかなか病気だと気づかない。医療機関を受診しても、けっこう見逃されやすい。症状が更年期障害や老化現象とよく似ていることも、病気として気づきにくい要因です。

Hさんのように病院で血液検査を受け、脂質異常症とだけ診断されて甲状腺機能低下症を見逃されてしまうケースも少なくありません。甲状腺機能低下症になると、血中コレステロールや中性脂肪の数値が上がります。ところが、健康診断はもちろん、病院で行う一般的な血液検査にも、甲状腺の機能をチェックする項目は含まれていません。

そのため、医師が検査結果に表れた数値の異常だけを重視してしまうと、「悪玉コレステロールを減らす薬を出しますね」「食生活に気をつけてください」で終わってしまいがちなのです。肝機能障害やうつ病、高齢者なら認知症の初期などと間違われることも、しばしばあります。

こういった見逃しや誤診は、目の前の患者さんをしっかり診て、その訴えにじっくり耳を傾けていれば、防げる可能性が高まります。しかし、診察に時間をかけられない今の医療状況では、それがなかなか難しい。

人間の体の複雑さゆえに勘違いが生じているところも大きいでしょう。二種類ある甲状腺ホルモンの生産量は、成人でも一日に一三〇マイクログラム程度。一マイクログラムは一〇〇万分の一グラムです。

普段は見向きもされない小さな甲状腺から、ほんのちょっぴり出るホルモンが、私たちの体を支えている。甲状腺ホルモンの少ない状態が続けば、内臓の働きはどんどん悪くなっていきます。実際、脂質異常症の悪化により、動脈硬化が進んで心疾患を発症したり、肝臓疾患やうつ病などが引き起こされてしまったりするから、やっかいです。

甲状腺機能低下症は女性に多いとはいえ、男性でも発症します。前述のような症状が続いている人は一度、甲状腺機能をチェックする血液検査を受けてみてください。甲状腺の専門医がいる医療機関がお勧めですが、内科や内分泌科でも検査できます。

Hさんには、甲状腺専門のクリニックを紹介。検査の結果、甲状腺機能低下症で最も多い橋本病（慢性甲状腺炎）だとわかりました。かなり進行してしまっていたようですが、甲状腺ホルモン剤の服用を始めて三カ月、むくみはなくなりました。その後、コレステロールや中性脂肪、肝機能の数値も、正常値に近くなっています。

## 水の飲みすぎから白血病まで。むくみの原因は幅広い

さて、足がむくむ原因として、ほかにどんなことが考えられるでしょうか。

よく知られているのは、腎不全やネフローゼなど腎臓系の病気。血液中の水分や老廃物を尿として体外へ排泄する腎臓の機能が弱ると、余分な水分を体から十分に排出できなく

なるため、むくみが生じます。また、腎臓から尿中へと多量のタンパク質が漏れ出すようになると、尿が泡立つようになります。このとき血中ではタンパク質のアルブミンが減少しますが、それによって血中の水分が血管外へと移動してしまうことで、やはりむくみが生じます。尿量の異常が続いたり、尿の泡がなかなか消えないようなら、腎臓からのSOSサインと考えてください。

心疾患、関節リウマチなどの膠原《こうげん》病、鉄欠乏性貧血、糖尿病が悪化して腎機能が落ちてきた場合もむくみが生じ、むくみは下肢だけでなく手や顔にも現れます。

さらに、下肢静脈瘤の初期。静脈の中には、血液を心臓に戻すときだけ開くようになっている弁があります。この弁が壊れて血液が逆流し、足の静脈にたまると、瘤のように膨らんでしまう。これが下肢静脈瘤です。

そういえば、こんなケースもありました。むくみがひどいと来院した二〇代の女性。「この一カ月ぐらいで体力も急になくなった」とのことで、顔も青白く、見るからに全身状態が悪い。貧血か、腎臓か、甲状腺か……ちょっと迷いましたが一切検査をせず、すぐ大学病院の総合診療科に行ってもらうことにしました。うちのクリニックで採血し、結果を三、四日待つよりも、大きな病院で一刻も早く調べたほうがいい。そう直感したからです。

総合診療科というのは、特定の臓器や疾患に限定せず、患者さんを多角的に診て、専門科につないでいく部門。何が原因で症状が出ているか判断がつかない場合、私は総合診療科を紹介することにしています。結局、その女性は急性の骨髄性白血病と診断され、緊急入院することになりました。

重い病気の話が続きましたが、あまり不安にならないでくださいね。足のむくみを訴えて来院した人で最も多かったのは、水分や塩分の摂りすぎですから。

たとえば、一夜にして足がパンパンにむくんでしまったと、正月休み明けに駆け込んできた中年男性。話を聞くと、普段は健康のために減塩をしているが年末年始ぐらいいいだろうと、おせち料理やら何やら塩気の強いものをたくさん食べ、喉が渇くので水をがんがん飲んでいたそうです。

人間の体には、血液などの塩分濃度を常に一定量に保つシステムがあります。塩分を摂取しすぎると自己防衛反応が働き、濃度を薄めるために水分を欲する。そして、水を飲みすぎれば血液中の水分（血漿《けっしょう》）が増え、浸透圧の関係で毛細血管から通常以上に外へと滲み出します。血管の外に出た血漿は、間質液《かんしつ》というものになって、さまざまな組織の細胞の周囲を流れながら主にリンパ管へと流れ、再び血液に戻ってくるようになっているのですが、その水分量が過剰となってむくみが生じるのです。

一日あたりの水分摂取の適量は、体重にもよりますが、だいたい一・五リットルというところでしょうか。きちんと食事をしていれば、食べ物から一リットルぐらいの水分を吸収できるし、体内で代謝によってつくられる水分もある。尿や汗などで約二・五リットルが外に出ていくことを考えると、一・五リットルぐらいでちょうどバランスがとれます。

ただし夏場は、もう少し飲んだほうがいいですね。水分の摂取量が少なすぎると、腎臓に負担をかけるので注意してください。

むくみの患者さんで次に多いのが、運動不足です。

体の末端、それも低い位置にある足の血液を心臓に戻すのは、かなり大変な作業。そのため、ふくらはぎの筋肉が収縮することでポンプのような役割を果たし、下半身の血液循環を助けています。いうなれば、ふくらはぎは「第二の心臓」。運動不足だと、このポンプ機能が衰えて血流が滞り、足がむくんでしまうのです。

運動不足によるむくみ解消には、「ゾンビ体操」（二〇三ページ参照）や「ふくらはぎ体操」（二二五ページ参照）、「一分間正座」（二二一ページ参照）などが効果的。長時間、座りっぱなしで仕事をしている人は、仕事の合間にも行う習慣をつけましょう。

足のむくみは、水の飲みすぎや運動不足といった単純なものから、重い病気が背後に隠れていて緊急性の高いものまで非常に幅が広い。過剰に心配する必要はありませんが、むくみが何日も続くようであれば、早めに医療機関を受診してください。

## Case5　腰が痛い……「ストレス性腰痛」難民

「腰、つらそうですね。どうなさいました？」

診察が終わり、椅子から立ち上がろうとする患者さんに思わずそう声をかけました。健康診断で血糖値が高かったと来院した六〇代・自営業のKさん。診察中、ずっと腰をかばい、動くたびに顔をしかめるので気になっていたのです。

### 腰の痛みの陰に隠れている病気

「一年ぐらい前から、ひどい腰痛で。マッサージ、鍼《はり》、整体、カイロ……いろいろやってるんですけどねえ。もちろん整形外科にも行きましたよ、何カ所も。

骨や椎間板には特に問題ないそうです。牽引だの電気治療だの受けていたけどよくならないし、痛み止めばかり出されるから、もう通うのをやめました」

話を聞きながら、「あ、これはたぶん」とピンときました。しかし、断定するのは早い。その前に、ほかの病気の可能性をすべて潰していかなければなりません。

腰痛というと、椎間板ヘルニアや脊柱管狭窄症、骨粗鬆症《こつそしょう》による圧迫骨折などを思い浮かべがちですが、ほかにもさまざまな原因が考えられます。腎臓や尿管、膀胱《ぼうこう》に石ができる尿路結石。膵臓、肝臓、大腸などのがん。女性だと、子宮筋腫や子宮内膜症によって腰に痛みが出ることもあります。

ですから、慢性の腰痛を訴える患者さんに対しては、これまでにどんな検査をやってきたかを、まずうかがいます。整形外科的アプローチ、内科的アプローチ、泌尿器科的アプローチ……さまざまな角度からチェックがなされているかを確認したうえで、痛みのタイプや場所などから原因を推測していく。私のクリニックではできない検査や治療が必要だと判断すれば、適切な医療機関を紹介します。

体の病気をすべて除外できたら、残るのはメンタル。精神的なストレスによって引き起こされる心因性の腰痛です。

Kさんも、仕事や家庭のことでずいぶんストレスがたまっているようでした。見るからに生真面目そうで、悩みを人に相談する習慣もないとのこと。

問診の結果、器質的な病気の心配はなさそうだったので心因性の可能性が高いと考え、腰痛の患者さんの診療実績のある精神科の受診をお勧めしました。

**ストレスも腰痛を引き起こす**

二〇年ほど前、『椅子がこわい――私の腰痛放浪記』(文藝春秋)という本が話題を呼びました。著者は『Wの悲劇』などで知られるミステリー作家の故・夏樹静子さん。

夏樹さんは五〇代の前半、腰の痛みに苛《さいな》まれたそうです。腰全体が活火山になったような熱を伴って猛烈に痛んだり、尾骶骨《びていこつ》の上あたりが頼りない感じでボワッと痛んだり、おヘソの真後ろが怠さを伴い痛んで体を支えられなくなったり……。

痛みの質や程度は異なるものの、目覚めた瞬間から始まり、眠りに就くまで続く。椅子に座れず、階段は手をつかないと上れない。一日の大半を体をエビのように曲げて横たわっているしかない。

大学病院でさまざまな科を回り精密検査を受けたけれど、これといった疾患は見つからず、長年の座り仕事で筋肉が衰えたのが原因だという診断がくだされます。しかし、水中ウォーキングや体操など筋肉強化になる運動をしても一向に改善しない。痛み止めも効かない。

鍼灸、カイロプラクティック、温熱療法、気功……腰にいいと聞けば何でもやってみたそうですが、やはりダメ。藁をもつかむ思いで、なんと手かざし療法や祈禱《きとう》まで受けたとか。私が診たKさんより遥かに深刻な「腰痛難民」です。

そんな状態が三年間続いたのち、知人の紹介で受診した精神内科医から告げられた病名は、心身症の一つである心因性疼痛《とうつう》でした。

心身症というのは簡単に言うと、心の問題で引き起こされる体の病の総称。強い心理的・社会的ストレスが長期間にわたって続くと、体には何の問題もないのに身体症状となって現れることがあるのです。胃潰瘍、過敏性腸症候群、気管支喘息、円形脱毛症、慢性蕁麻疹《じんましん》、失語症などなど、どんな症状が出るかは人それぞれ。体のどこかに痛みとして現れるケースが、心因性疼痛です。

夏樹さんを診察した精神科医は、彼女にこう説明します。あなたは、絶えず自分を鼓舞して新しい作品に挑戦してきた。頑張って走り続けることで充足し、自らを支えてきたけれど、自分でも気づかないうちに疲れ切って休息を求めていた。そのため潜在意識が腰の痛みをつくり出したのだ——と。

　当初は「心因性」という言葉に拒否反応を示した夏樹さんですが、休筆して精神科的な治療を始めると、徐々に痛みがやわらいでいき、二カ月ほどで完治。一年間の休養を経て執筆を再開しても、腰痛に苦しめられることはなくなったそうです。

　人間の心と体は密接に結びついています。うつ病が原因で、腰痛など身体的な症状が現れることも多い。

　うつ病や心身症になるのは、心が弱いからではありません。仕事やプライベートでストレスフルな状況が続いたり、自分のキャパシティを超えた生活習慣を余儀なくされたりすれば、誰でも発症しかねない。特に頑張り屋の優等生タイプ——周囲の期待に応えようと無理をしがちな人や、ストレスを無意識に抑え込み言いたいことも言わずに我慢してしまう人、几帳面で完璧主義の人ほどなりやすいといわれています。

　そういえば昨年（二〇一七年一〇月）、ミュージシャンのレディー・ガガさんが線維筋痛症を患っていると告白していました。繊維筋痛症も、器質的な異常がないにもかかわらず、全身のあらゆる部位に激痛やこわばりなどが生じる難病。思春期に受けた虐待や心理的・社会的ストレス、また手術や事故などによる外傷がきっかけとなって発症する可能性があると考えられています。

## 脳の誤作動で、小さな刺激が激痛に

日本の腰痛人口は、約二八〇〇万人といわれています。なんと国民の四・五人に一人です（厚生労働科学研究班報告）。

では、腰痛で医療機関を受診した人のうち、椎間板ヘルニアや尿管結石などと原因を特定できる割合はどのくらいだと思いますか。日本整形外科学会と日本腰痛学会が二〇一二年にまとめた「腰痛診療ガイドライン」によると、わずか一五パーセント。残りは、エックス線やＭＲＩで検査をしても、はっきりした原因がわからないのです。

かつて、そういう人たちは夏樹静子さんのように、筋肉の衰えや疲労、姿勢の悪さなどによる腰痛症と片づけられてきました。しかし今では、原因不明の慢性腰痛の多くに、多少なりと心の問題が絡んでいることが、さまざまな研究から明らかになっています。

また、国際腰痛学会の報告によれば、まったく腰痛がないという四〇〇〇人をＭＲＩで検査したところ、七六パーセントの人が椎間板ヘルニアだったそうです。椎間板に同じような異常があっても、痛みを感じる人と感じない人がいる。神経が圧迫されて起こると考えられていたヘルニアの痛みでさえ、ストレスや不安の強さが大いに関わっているのです。

心因性といっても、その痛みは決して「気のせい」ではありません。人によっては、それこそ死んだほうがましだと思うくらい痛む。では、なぜ心理的要因によって痛みが引き起こされるのでしょう。

私たちの脳には、神経を通って伝わってきた痛覚刺激の信号を調整するシステムが備わっています。ちょっとした刺激で痛みを感じていたら、日常生活を送れませんからね。ところが、強いストレスを受け続けていると、脳内にあるドーパミンやセロトニンといった神経伝達物質の分泌が減り、このシステムが誤作動を起こす。普通なら痛いと感じないような刺激まで、激しい痛みとして脳が認識してしまうのです。

ストレスで自律神経が乱れることも、知覚過敏の一因となります。精神的な苦痛と、体の痛みを感じる脳の領域が、部分的に重なっているからだといわれています。

こういうメカニズムがわかってきたため、最近は整形外科でも腰痛を「心の問題」としてとらえるようになってきました。精神科や心療内科とタイアップして治療を行っている整形外科も増えています。

さて、冒頭で紹介したKさんですが、血糖値のチェックに来院されたとき話をうかがったところ、精神科医に勧められ「腰痛日記」をつけていました。特に痛みを感じた部位、日時、五段階で評価した場合の痛みのレベル、痛くなった前後に何をしていたか、どんな気持ちだったか……という具合に細かく記録しているそうです。

この日記は、うつ病やパニック障害などの治療にも用いられる「認知行動療法」をベースにしたもの。第三者になったつもりで客観的に日記を読み返してみると、どういうときに痛みを感じるかがわかってきます。そして、自分の考え方の癖やストレスを感じやすい状況、ストレスと痛みとの関連性などが見えてくる。それを心にとめ、なるべくストレスがかからない方向に自分をコントロールしていくわけです。

もちろん、人間の性格はそう簡単に変えられるものではありません。ストレスの大本《おおもと》である仕事や家庭の問題も、解決するには時間がかかるでしょう。しかし、「あ、また同じ思考回路に陥っているな、いかんいかん」と違う視点から物事を眺めてみたり、イライラしているときに外に出て深呼吸をしたりするだけでも、気持ちは軽くなります。日々の小さなストレスが減れば、腰痛も改善していくはずです。

Kさんの表情も、最初に来院したときと比べ明るくなっていました。

「先生に精神科を紹介されたときは、正直、ちょっと腹が立ったんですよ。『ストレスで胃潰瘍になった話はよく聞くけど、こんなに腰が痛むはずがないじゃないか。俺の腰痛は気のせいだっていうのか』と。でも、おかげさまで、ずいぶん楽になりました。今では、自分が腰痛もちだということを忘れているときもある（笑）」

心因性の腰痛の場合、自分の痛みが心の問題で起きていると認識するだけでも、痛みが軽減するといわれています。

Kさんには、こんなアドバイスもしました。まず、痛みにとらわれないために、なるべく無視すること。「痛い痛い」と思って痛みに意識を集中すればするほど、脳の作用で、より痛みを感じやすくなってしまいます。

逆に、好きなこと、楽しいことをして夢中になっていると、痛みを感じにくい。これは心因性に限らず、痛み全般にいえることです。

必要以上に腰をかばいすぎないことも大切。痛いからといって体を動かさずにいると、脊椎や背筋の柔軟性が失われていきます。筋力は落ち、血行も悪くなる。運動不足が続けば骨密度が低下し、歳をとってから背骨の圧迫骨折を起こしやすくなる……。それこそ、腰痛のループから抜け出せなくなってしまいます。

ぎっくり腰など急性の腰痛でも、ある程度炎症が治まれば、医師に軽い体操を勧められるものです。心因性の場合は特に、ストレス解消のためにもストレッチやウォーキングなどを心がけましょう。ゾンビ体操（二〇三ページ参照）や「ふくらはぎ体操」（二一五ページ参照）も習慣にしてみてください。

# 第二章　希望や知識の偏りが、現代人を難民にする

## Case6 熟睡できない……「不眠症」難民

厚生労働省の調査によれば、成人の五人に一人が睡眠に関する何らかの問題を抱えています。また、二〇人に一人は睡眠薬を服用しているそうです。

確かに診察していても、不眠を訴える人が年々増えているという実感があります。ほかの病気で来院した患者さんまで、「眠れないので、ついでに睡眠薬か安定剤もお願いします」などと気軽に口にする。「前の病院でもらっていた〇〇は効かない。もっと強い薬、△△か××を出して」という具合に、いくつもの医療機関を渡り歩いてきたのが明らかな「不眠症」難民も少なくありません。

そんなリクエストに対し、私はこう答えることにしています。

「できれば、睡眠薬や安定剤は飲まないほうがいいんですよ」

もちろん、うつ病などで不眠が続き、日常生活に支障が出ている場合は別ですが、そうでない人にまで処方したくない。問診して、この人に薬は必要ないと判断すれば、やめるよう説得し、飲む回数や量を少しずつ減らしていきます。

## 睡眠薬が寝たきり老人を生み出す!?

ずっと睡眠薬に頼ってきた人を説得するのは、なかなか大変です。二、三〇分かけて説明しても納得してもらえず、「先生は意地悪だ」「薬を出してくれないなら、もうここには来ない」と怒って帰ってしまう人もいる。長年、うちに通ってくださっていた患者さんでさえ、五、六人ほどほかの医療機関に移ってしまいました。

求められるまま薬を出せば、診察はあっという間に終わります。クリニックの経営的にもプラスです。それなのに、なぜ時間とエネルギーをかけ、患者さんに疎まれながら説得を続けているのか。実は二年ほど前、ある学会に参加したのがきっかけでした。

精神科医だけでなく私たち内科医も、睡眠薬や催眠効果のある抗不安薬（精神安定剤）をよく処方します。それらの薬に、ある程度の副作用があるのは把握しているつもりでしたが、学会でさまざまな報告を聞いて愕然としました。これまで私が日常的に出していた薬は、こんなにも危ないものだったのかと痛感させられたのです。

特に危険性を指摘されていたのが、ベンゾジアゼピン系の睡眠薬や抗不安薬でした。かつて広く使われていたバルビツール酸系の薬のような重篤な副作用はないけれど、筋肉を弛緩させる作用が強い。そのため、ふらついて転びやすく、高齢だと転倒して骨折したのをきっかけに寝たきりになってしまう恐れもある。実際に、寝たきりの高齢者を生む大きな要因になっている……というのです。

日中の眠気や倦怠感、注意力散漫、集中力の低下などの「持ち越し効果」も、私が考えていた以上に問題視されていました。確かに、クリニックの待合室でも、睡眠薬を常用している患者さんは名前を呼ばれても気づかないほど爆睡していたりします。そうして体内時計のリズムが乱れれば、夜ますます眠れなくなる。皮肉なことに、睡眠薬が睡眠障害を引き起こしてしまうわけです。

現在、睡眠障害に最も多く使用されているのが、このベンゾジアゼピン系。読者の中にも、ハルシオンやリスミー、レンドルミン、デパス、リーゼといった商品名の薬を処方されたことのある人がいるでしょう。特にデパスやリーゼなどは「軽い安定剤だから大丈夫ですよ」などと気軽に処方してしまう医師も少なくありません。しかし、筋弛緩作用をはじめとする副作用があることに変わりはありません。

依存性や耐性も大きな問題です。長く服用していれば、飲まないと眠れなくなるだけでなく、薬に体が慣れて効果も薄れ、より多くの量、より強い薬を求めるようになってしまう。服用をやめようとしても禁断症状が現れ、なかなかやめられません。

そのためイギリスやカナダ、デンマークなどでは、二週間、あるいは四週間の短期使用に限るとガイドラインに明記されているほど。ところが、そういう規制のない我が国では、一五年、二〇年と飲み続けている人、薬欲しさに病院を転々とする人も珍しくありません。ベンゾジアゼピン系薬剤の消費量は、日本が世界一だと推計されています。

じゃあ、それ以外の薬を飲めばいい、と思うかもしれませんね。ベンゾジアゼピン系に次いでよく使われているのが、非ベンゾジアゼピン系。マイスリー、アモバン、ルネスタの三種類が出ています。こちらはベンゾジアゼピン系より筋弛緩作用が弱いといわれていますが、ないわけではない。耐性や依存性も若干少ないかなという程度で、やはり長期間の使用は推奨されていません。

ほかに、メラトニン受容体作動薬（商品名ロゼレム）やオレキシン受容体拮抗薬（商品名ベルソムラ）という睡眠薬があります。どちらも近年開発された薬で、ベンゾジアゼピン系や非ベンゾジアゼピン系より安全性は高いのですが、「効かないから強い薬に変えて」という患者さんが多い。翌日の眠気や頭痛、悪夢を見たなどと訴える人もいます。

やはり、睡眠薬は飲まないに越したことはないのです。

## 歳をとれば熟睡できなくなるのは、自然の摂理

もしかしたら私も、睡眠薬を安易に処方することで寝たきりのお年寄りを増やしているのかもしれない……と、学会参加を機に猛省。以来、不眠を治療中の四〇〇人近い患者さんを説得し、薬をやめてもらってきました。不安神経症などメンタルな疾患があって、どうしても薬が必要な場合だけ、最小限の量を処方する。それ以外はみなさん、今や睡眠薬なしでも日中のパフォーマンスに悪影響が出ない状態まで眠れるようになっていますよ。

患者さんを説得する過程で、一つ気づいたことがあります。自分は不眠症だと思い込み、必要のない睡眠薬を飲んでいる人が実に多いということ。特に、中高年以降に目立っていました。不眠症難民が生まれる背景には、安易に薬を処方する医師側の問題だけでなく、眠りというものに対する患者自身の知識の偏り、理解不足もあるようです。

今の日本には、眠りに関するさまざまな情報が溢れています。「二〇歳以上の日本人の約四割は、睡眠時間が六時間未満。世界的に見て短すぎる」「睡眠不足が続くと、がんや認知症の発症リスクが高まる」「理想の睡眠時間は八時間だ」「いや、ある大学の追跡調査によると、一日七時間前後の人が一番長生きだった」などなど……。テレビや雑誌で見聞きした情報を断片的に覚えていて、それに振り回され、「自分は六時間で目が覚めてしま

う。不眠症じゃないか」などと不安を抱く。

そういう人たちに、私はこんな説明をしています。

「一晩に寝られる時間は、健康な人でも歳を重ねるにつれ減っていくんですよ。厚生労働省が出している『健康づくりのための睡眠指針2014』にも書いてあります。一〇代前半までが八時間以上、二五歳で約七時間、四五歳は六時間半、六五歳なら六時間……。二〇年ごとに三〇分ぐらいの割合で減少するそうです。

あなたの年齢で睡眠六時間なら、普通じゃないでしょうか」

高齢者の中には、「夜が明ける前に起きてしまって、そのあと眠れなくなる」と訴える人もたくさんいます。しかし、よく話を聞いてみると、たいてい床に就く時間も早い。六五歳を超えた日本人の実質睡眠時間は六時間未満ですから、夜九時に寝れば朝の三時に目覚めても何の不思議もありません。

「でも先生、六時間熟睡できるならいいけど、三、四時間で目が覚めちゃうんですよ。中途覚醒ってやつじゃないでしょうか」

そんなことを言う人も多い。しかし、若いときと違って熟睡できなくなるのは、これまた自然なこと。なぜか？　睡眠ホルモンといわれるメラトニンの分泌量が、加齢とともに減っていくからです。また、腎機能や膀胱の容量、夜間の尿を抑えるホルモンの分泌も低下するため、夜中に何度もトイレに行きたくなる。

眠りには、「ノンレム睡眠」と「レム睡眠」があるのをご存じですよね。脳も体も休息している深い眠りがノンレム睡眠で、体は眠っていても脳が活動している浅い眠りがレム睡眠。この二つはセットになっていて、寝ている間、約九〇分周期で繰り返されます。若いときはレム睡眠の間に夢を見るわけですが、中高年になると目が覚めてしまう。

とはいえ、またノンレム睡眠のサイクルに入れば、たいていの人はうつらうつら眠りに落ちるので、全部を合計すると実はけっこう寝ているものなんです。ところが、朝、新聞配達の音などでハッと目覚めたとき、夜中に何度も起きた記憶だけがぼんやり残っていて、「ああ、今日も朝まで眠れなかった」ということになる。

そもそも、睡眠中に何度か訪れるノンレム睡眠の中でも特に深く眠れるのは、寝入ってから三時間ぐらいまで。体の新陳代謝にとって大切な成長ホルモンも、このとき盛んに分泌されます。夜中に何度か目が覚めたとしても、日中のパフォーマンスをある程度保つことができているなら深刻な睡眠障害ではありません。

睡眠薬や安定剤を欲しがる患者さんには、これら眠りに関する知識や薬の危険性を伝え、最後にこう締めくくります。

「あなたの希望通りに睡眠薬を出せば、診察は一〇秒ですむ。医師にとって、こんな楽なことはありません。私が○○さんのことを考えていなかったら、とっくの昔に処方箋を書いて、あなたは今頃、薬局に行っていますよ」

丁寧に説明すれば、七、八割の人は「じゃあ、やめてみます」と理解してくださる。

## 質のいい眠りをもたらす六カ条

もちろん、薬にさよならしてもらうためには、それ以外のフォローも大切です。まず、加齢以外に眠りが浅くなっている原因はないかを確認する。睡眠時無呼吸症候群や、むずむず脚症候群、生活習慣病の薬の副作用などでも眠れなくなりますからね。

生活面での指導も欠かせません。日頃、患者さんにアドバイスしていることを以下に箇条書きしておきます。「不眠症かも」と決めつける前に、しばらく続けてみてください。

●夕方以降はコーヒーや緑茶を飲まない。コーヒーだけでなく緑茶にも、覚醒作用や利尿作用のあるカフェインが含まれています。

●昼寝は脳をリフレッシュさせますが、三〇分以上寝ると深い眠りに達し、目覚めたあと疲労感が増したり、夜眠れなくなったりするので逆効果。リフレッシュ効果が最も高いのは、一五〜二〇分といわれています。

●ベッドでのスマホは厳禁。スマートフォンやパソコンから出ているブルーライトは、睡眠をうながすメラトニンの分泌を抑制するため、夜間に長時間使用すると目が冴えてしまいます。

●寝酒をしない。お酒を飲むと寝つくまでの時間は短くなりますが、睡眠サイクルが乱れ熟睡できなくなります。アルコールの利尿作用も眠りの妨げに。

●就寝前に入浴するなら、三八〜四〇度ぐらいのぬるめのお湯にゆっくり浸かりましょう。心身の緊張がほぐれ、休息を司る副交感神経が活性化します。熱いお湯やシャワーは、活動しているときに働く交感神経を優位にするので、就寝の一、二時間前までに。

●夜でも人工の光に溢れている社会で生きている私たちは、体内時計が乱れがち。人間の体は、太陽の強い光を受けた一四〜一六時間後からメラトニン分泌が高まるようになっています。朝九時までに日光を浴びる習慣をつけ、体内時計をリセットしましょう。

## Case7 もっといい治療法があるはず……「がん」難民

「がん」難民と聞いて、どういう人を思い浮かべるでしょうか。私は、三パターンの難民がいると考えています。

一つは、大きな病院で手術や抗がん剤・放射線治療などを受けてきたけれど、「もうやれることがない」と医師から見放されてしまった人たち。しかし患者さんのほうは、そう言われても簡単にあきらめられるはずがありません。また、終末期の緩和ケアを行う病院や施設にすぐ入れるわけでもない。その結果、行き場を失って途方に暮れ、難民化してしまうケースが多いのです。

二つ目は、患者さん自身が、それまで治療を受けていた病院を見限るパターン。たとえば、主治医の心ない言葉や態度に傷ついて、もうここは嫌だと飛び出してきたものの、信頼できる医師が見つからない人たち。あるいは、抗がん剤の副作用が強くて心身ともに疲弊し、それ以上の化学療法を拒否してほかの治療法を探し求めている人たちです。

そして三つ目が、膨大な情報に振り回され、いくつもの病院を渡り歩いたり、民間療法を試したりしているうちに治療の時期を逸し、がんを悪化させてしまう人たち。インターネットの検索サイトで「がん」と打ち込めば六〇〇〇万件以上もヒットし、書店には関連書籍が溢れています。それらの情報は玉石混交ですから、安易に信用してしまうと取り返しがつかなくなる恐れがある……。本書では、近年、特に増えているこのパターンの難民について取り上げたいと思います。

## 「がん放置療法」のリスク

胸のしこりが気になって総合病院を受診した三〇代のYさん。検査の結果、ステージⅡの乳がんだと告知されました。

主治医の方針は、腫瘍とその周辺だけを取り除く乳房温存療法ではなく、乳房をすべて切除後、抗がん剤治療を行う、あるいは薬物治療を行ったのち、腫瘍の大きさに応じた手術法を選択しましょうというものでした。家族や友人に相談すると、さまざまな声が寄せられたそうです。「私の友達は手術しないでも治った！」「セカンドオピニオンを受けたら？」「乳がんなら〇〇病院がいいらしい」……。

Yさん自身もインターネットや本で調べまくり、その後、別の病院でセカンドオピニオンを受けました。いや、正確に言うとセカンドオピニオンではありませんね。主治医に黙って受診したため、それまでの診療情報を記載した紹介状や画像データがなく、一から検査をやり直したのですから。

二番目の医師も主治医とほぼ同意見でしたが、彼女は納得できず、さらに、「がん放置療法」を提唱する医師のもとへ。そのアドバイスに従い、手術も抗がん剤治療も受けないことにしました。

がん放置療法をすすめた三番目の医師の主張は、こういうものです。がんには、「本物のがん」と、進行も転移もしない「がんもどき」がある。健診や人間ドックで見つかるがんのほとんどは、がんもどきなので放置したほうがいい。本物のがんなら腫瘍が発見された時点ですでに転移しているため、治療は無意味。手術や抗がん剤治療をすれば、むしろ命を縮める――。

放置療法を選択したYさんですが、何もしないのは不安だったのでしょう。がんに効くと宣伝しているサプリメントや健康食品を試したりしながら検査のみで経過観察をしていたようです。

ところがそれから数年後、彼女の乳がんは他の臓器へと転移してステージⅣへと進行。もはや手術が不可能な状態となってしまっていたのです。

Yさんと私は面識がなく、彼女の親族から経緯を聞いたのですが、「すぐ適切な治療を受けることを選択していれば……」と残念でなりません。フリーアナウンサーの小林麻央さんの訃報を耳にしたときも、Yさんとの類似に驚き、同じ思いを抱きました。

確かに、放置療法を勧める医師が言うように、放っておいても進行しないがんは存在します。治療しても治らず、延命もできないがんもあります。しかし、積極的治療を行えば治るがん、根治は難しくても共存して延命可能ながんも多い。

どのタイプのがんかを正確に見極めるのは、どんな名医にも不可能でしょう。また、ずっと進行していなかった腫瘍が急にたちの悪い進行がんへと変質する恐れもあります。

だから、私自身のがんに対するスタンスは、「疑わしきは治療する」という前提で立ち向かうこと。七五歳以上の後期高齢者は別として、基本はみなさんにそうアドバイスし、必要であれば信頼できる専門医を紹介しています。

もちろん、何を信じ、どういう道を選ぶかはその人の自由です。しかし、放置療法は大きなリスクを伴う。せっかく早期にがんが見つかったのに、「がんもどき」である可能性に賭けて放置し、取り返しのつかない状況に至ってしまうケースが数多くあることを忘れないでください。

## 「とりあえず手術」と言う医師は信用できない？

私のクリニックに通っている患者さんたちは、自分や家族に腫瘍が見つかったり、がんを告知されたりすると、いろいろ相談してきます。たとえば、

「『がんかどうかわからないから、とりあえず手術してみましょう』と言われた。こんないい加減な医師を信用して大丈夫でしょうか」

胆管がんで亡くなった女優の川島なお美さんも、最初の医師に同様のことを言われて不信感を抱き、その病院を離れたそうですね。

しかし、切除した腫瘍を検査してみなければ、良性か悪性か判別できないケースもあります。針や内視鏡などでは組織を採取できない場合や、がんの疑いが強い場合は、この「外科的生検」を行うのが一般的なのです。

「『がんかもしれない』と言っておきながら、次のＣＴ検査は半年後。ほかの病院に行ったほうがいいですか」

といった質問も多い。不安になる気持ちはわかりますが、治療が必要な病変かどうかを見極めるには、ある程度間隔を開けなければなりません。別の病院を受診しても、恐らく同じでしょう。大事なのは、いざというとき手術ができる医療機関で定期的に検査をし、

経過を見てもらうことなのです。

こんなふうに患者さんたちの相談と私の答えを一つひとつ書いていたら、それだけで紙数が尽きてしまいますね。このあとは、がん難民にならないために押さえておくべきポイントをまとめておきましょう。

まず、自分の病状や進行具合、治療内容に関して、主治医から十分に説明してもらうこと。「とりあえず手術なんて言う医師は信用できない」などと決めつけて性急に次の病院を探す前に、疑問や不安があればどんどん質問してください。

手術をするにせよ、化学療法や放射線治療をするにせよ、それらを組み合わせるにせよ、あるいは少し様子を見るにせよ、なぜその治療法が選択されたのか、どんなメリットとデメリットがあるのか……そういったことを、患者さん自身も理解し、納得したうえで治療を始めるのが基本です。

もし主治医が質問に誠実に対応せず説明を厭《いと》うようなら、医師として果たすべきインフォームド・コンセント（十分な説明を受けたうえでの同意）を疎《おろそ》かにしているということ。その場合は、早めに転院を考えたほうがいいかもしれません。

## 難民にならないセカンドオピニオンの求め方

セカンドオピニオンを受けること＝医師を変えることと考えている人も多いようですが、そうではありません。主治医の治療法が自分にとって最善のものかどうかを判断する材料として、別の医師の意見を聞くのが本来のセカンドオピニオン。

セカンドオピニオンを受けると、担当医から主治医に報告書が届きます。第二の意見がファーストオピニオンと同じであれば、患者は「ああ、やっぱりこのやり方でいいんだ」と安心でき、病状や治療法についての理解が深まる。違う場合は、それを踏まえて主治医と話し合い、治療法を再検討します。

もちろん、検討した結果、セカンドオピニオンを受けた医師にかかりたいと思えば、それは患者の自由。二番目の病院のほうが手術の症例数が豊富だという場合は、そこで手術を受け、最初に診てもらった地元の病院に術後のケアをしてもらうという選択も可能です。

よく、「ほかの医師にも診てもらいたいなんて言ったら、先生が気を悪くするんじゃないか」と心配する人がいますが、遠慮や躊躇《ちゅうちょ》は無用。また、主治医に切り出しにくいからと黙って別の病院を受診するのは、がんのような急を要する疾患の場合は絶対にやめるべきです。それまでの診療情報がなければ一から検査をやり直すことになり、貴重な時間を無駄にしてしまいますから。

まっとうな医師であれば、よりよい治療をするためにセカンドオピニオンが大切だということを認識しているものです。最近は、セカンドオピニオン外来のある病院も増え、特にがんでは第二の意見を求めるのが常識になりつつある。

セカンドオピニオンを受けたいと話して態度を変えるような主治医のもとでは、安心して治療を受けられません。やはり早めに縁を切ったほうがいいでしょう。

セカンドオピニオンを受ける医療機関を選ぶ際は、主治医と同じ立ち位置で、手術経験や臨床例の豊富な病院に行くことをお勧めします。放置療法のように医学的に極端な主張をする医師のもとに行ってしまうと、セカンドオピニオンが「病院難民」への第一歩になりかねません。

患者さんの中にはYさんのように、ファーストオピニオンとセカンドオピニオンが同じでも納得できず、次々に別の医療機関を訪れる人も少なからずいます。そういう場合は、ちょっと立ち止まって、自分に問いかけてみてください。

「もしかしたら私は〝もっといい医師〟ではなく〝自分の言ってほしいこと、気持ちが楽になる都合のいいことを言ってくれる医師〟を求めているんじゃないか」

という具合にです。

がんを告知されると、ほとんどの人が程度の差はあれパニックに陥ります。そして、間違いであってほしいと願う。

インターネットという情報の海で見つけた「いつの間にか、がんが消えていた」「余命半年と言われたがんが、○○療法で治った」といった奇跡が自分にも起こることを期待せずにいられない……。そんな切なる願いや希望が、がん難民を生み出してしまうのだと思います。

セカンドオピニオンの料金や、主治医への上手な切り出し方、セカンドオピニオン外来での効率的な質問の仕方などについては、第四章で詳述しました。そちらも、ぜひ参考にしてください。

## Case8　まだ大丈夫、薬は嫌……「生活習慣病こじらせ」難民

「できればスタチンは飲みたくないんです。だって、筋肉が溶けるんでしょう？」

そんな心配をする人は少なくありません。もうすぐ還暦を迎えるWさんという男性も、

その一人でした。

三年ほど前、脂質異常症と診断され、スタチン系の薬を服用してきたけれど、スタチンは危ないという週刊誌の記事を読み、別の病院へ。そこでもスタチンを処方されたので、ずっと飲まずにいたら、今年の健康診断でLDLコレステロール値がさらに上がっていた。どうしたらいいだろう……と私のクリニックにやってきたのです。

## 血管にできた「小籠包」が突然死を招く

Wさんにどんな対処をしたかを書く前に、念のため脂質異常症について簡単に説明しておきましょう。

脂質異常症に三タイプあるのはご存じですね。「悪玉」のLDLコレステロールが多い高LDLコレステロール血症、「善玉」のHDLコレステロールが少ない低HDLコレステロール血症、そして中性脂肪が多い高トリグリセライド血症です。

コレステロール自体は、細胞膜やホルモンなどの原料となる、体になくてはならない重要な物質です。中性脂肪も、体を動かすエネルギー源となるほか、外からの衝撃をやわらげたり内臓を固定したりと大切な役目を果たしています。しかし、多すぎれば動脈硬化が進行し、脳出血や脳梗塞、心筋梗塞など恐ろしい疾患を引き起こしかねません。

ちなみに、食事から吸収されるコレステロールは二割ほど。残りの八割は、脂質・糖質・タンパク質を原料に体内、主に肝臓でつくられています。

二種類あるコレステロールのうちＨＤＬが善玉と呼ばれるのは、体の隅々の余分なコレステロールを回収して肝臓に戻してくれるから。一方、悪玉といわれるＬＤＬのほうも、肝臓から全身の細胞にコレステロールを運ぶという重要な役割を担っているのですが、増えすぎたり、他の生活習慣病や喫煙などの悪しき生活習慣を併せもっていたりすると血管の壁に入り込んで血管壁に「プラーク」という脂肪のかたまりのような瘤ができてしまうのです。

プラークが大きくなれば、血管の内腔が狭くなって血流が滞ります。問題はそれだけではありません。できたばかりのプラークは、中華料理の小籠包《しょうろんぽう》に似ています。薄い皮膜の中に、ジュクジュクとやわらかな脂質がたっぷり詰まっていて破れやすい。小籠包をお箸でつつくと肉汁が飛び出してくるように、緊張や興奮、寒さなどにより血圧が上昇して血管に圧力がかかると破裂する恐れがあるのです。

プラークが破れると、傷を修復するため血小板が集まってきて、血液のかたまり（血栓）

ができます。この血栓によって冠動脈の血流が途絶えて発症するのが、心筋梗塞。脳の動脈が詰まれば、脳梗塞を引き起こします。

つまり、プラークは小さくても突然死を招く危険があるということ。実際、急性心筋梗塞の約六割は、血管の口径の四分の一以下しかない小さな「小籠包プラーク」の破裂によって起きているのです。

一度できたプラークが消えることはありません。しかし、生活習慣を改善したり適切な治療を受けたりすれば、プラークを覆う皮膜が分厚く丈夫になり、中の脂質も減っていきます。

いうなれば、小籠包が肉まんに変わる。「肉まんプラーク」なら、たとえ大きめでも破裂する危険性は少なくなります。一方、血中のＬＤＬコレステロール値が高いまま放置し続ければ、プラークがどんどん増えるだけでなく、破れやすい小籠包のまま大きくなってしまうのです。

## 副作用を恐れて薬を飲まないリスク

日本動脈硬化学会の基準では、血液一デシリットルあたりＬＤＬコレステロールが一四〇ミリグラム（㎎／dℓ）以上だと高ＬＤＬコレステロール血症です。前述のＷさんの数値は二〇〇㎎／dℓ、肥満気味で中性脂肪の値も高かった。中性脂肪が多いと、通常の悪玉コレステロールより粒が小さく血管壁に入り込みやすい「超悪玉」の小型ＬＤＬコレステロールが増えてしまいます。

しかも、彼はヘビースモーカーで高血圧でした。喫煙、高血圧、脂質代謝異常、高血糖は、動脈硬化の四大リスク要因です。

健康な人が心筋梗塞や脳卒中といった「血管事故」を起こす危険度を一とすると、リスクファクターが一つ加わるごとに危険度は三倍ずつ増えると考えられます。二つなら九倍、Ｗさんのように三つあれば二七倍です。また、網膜静脈閉塞症という失明を引き起こすこともある目の疾患などになるのも、生活習慣病の人が大半を占めます。

Ｗさんに血管年齢検査（一七八ページ参照）を受けてもらったところ、血管の状態が実年齢より一五歳も上の七〇代後半に相当。また頸動脈エコー検査（一七九ページ参照）の結果、プラークがあちこちにできているのがわかりました。

Ｗさんが「飲みたくない」と言っていたスタチン系製剤は、脂質異常症の治療に最も多く用いられている薬です。ＬＤＬ（悪玉）コレステロールを減らす効果が非常に高く、短期間で数値が下がります。さらにスタチンには多面的効果といってLDLコレステロールを下げる以外に血管の炎症を抑制するなどのさまざまな作用があり、それらは総合的に血管事故を防ぐことに役立つということが知られているのです。しかし、その副作用について週刊誌などでよく取り上げられるため、服用を嫌がる患者さんも少なくありません。

みなさんが特に心配する副作用が、横紋筋融解症です。スポーツ選手がハードなトレーニングをしたあとなどに発症することもある疾患で、筋肉の細胞が壊れて色素タンパク質が血中に流れ出し、最悪の場合は腎不全を起こす……。といっても、重篤化するケースは極めて稀。筋肉痛や筋力の低下などの初期症状が現れた時点で投薬を中止すれば、まず問題ありません。

もう一つ、スタチンの副作用として肝機能障害が知られていますが、これも主治医が定期的に血液検査でフォローしていれば、何かあってもすぐに対処できます。

Wさんには結局、スタチン系の薬を処方しました。副作用の懸念よりも、これ以上、動脈硬化を進行させないことが大切だと考えたからです。頸動脈エコーの画像を見てもらいながら丁寧に説明すると、Wさんも服用を納得してくれました。禁煙し、食生活を改善したこともあり、もう長らく悪玉コレステロールも中性脂肪も正常値。すでにスタチンはやめています。

どんな薬にも多少の副作用はつきものです。飲まずにすむなら、飲まないほうがいい。しかし、服用しないリスクのほうが遥かに高い人もいますし、薬を使って積極的に治療すべき時期もある。副作用を過剰に恐れて勝手に薬をやめてしまうのは危険なのです。

## 女性は動脈硬化を起こしにくい?

脂質異常症といえば、「女性はコレステロール値が高くても大丈夫」という情報を鵜呑みにして長年放置した結果、狭心症になってしまった患者さんがいました。逆に、本当は必要のないスタチンを一〇年以上飲み続けていた女性もいます。そのどちらにもなりたくなければ、以下のことを覚えておいてください。

女性ホルモンのエストロゲンには、LDLコレステロールを下げたり、血圧を下げたりする作用があります。また、LDLコレステロールが高くても動脈硬化そのものを起こしにくくする働きもあります。そのため日本動脈硬化学会のガイドラインでも、閉経前の女性に対しては、たとえ悪玉コレステロールが多くても、ほかに危険因子がなければ投薬はせず、運動や食事などの生活指導を行うよう推奨しています。

さて、問題は更年期以降。閉経するとエストロゲンの分泌が大幅に減少するため、LDLコレステロール値が上がる女性が急増します。当然、年齢を重ねるごとに動脈硬化のリスクも次第に高くなってくるのですが、それでも男性に比べると女性の場合、数値の上では脂質異常症でも、実際の血管には異常のないケースが多い、という特徴があるのです。

私の臨床経験から言うと、女性の高コレステロール血症のうち約七割には動脈硬化の異常な進行は認められません。ところが、血液検査の結果だけを見て閉経して間もない高コレステロール血症の女性に対して機械的にスタチンを処方する医師が少なくないのです。こういう医師をかかりつけ医にしてしまうと、不要な薬を飲まされ続ける恐れがあるので注意しましょう。

ただし、「女性だから大丈夫」と過信するのは禁物です。コレステロール値の高い中高年女性に頸動脈エコー検査を受けてもらうと、三割近くには病的なプラークが見つかります。この人たちは、生活習慣を改めたり、適切な治療をしたりしなければ、将来、血管事故で命を落とす可能性が高いです。

放っておくと危険なケースを見逃さないよう、また薬のいらない人にまで薬を処方してしまわないよう、私が心がけているのは、まず丁寧な問診と検査で動脈硬化の危険因子について確認していくことです。血圧や血糖値はどうか。家族に心筋梗塞や脳卒中になった人はいないか。「家族性高コレステロール血症」の心配はないか。運動習慣や食べ物の好みはどうかなどなど……。

受動喫煙の有無についても確認します。本人が煙草を吸わなくても、パートナーが喫煙者だと動脈硬化のリスクが大幅に上がるからです。さらに、血管年齢検査や頸動脈エコー検査で実際の血管の状態をチェック。そのうえで、治療法を決めていきます。

プラークが見つかったからといって、スタチンを処方するとは限りません。生活面のアドバイスのみで経過観察する場合もあります。

また、青魚の脂に含まれるEPA（エイコサペンタエン酸）やDHA（ドコサヘキサエン酸）を精製した薬を使うことも多いです。スタチンと高純度EPA、DHAの組み合わせが現在、脂質異常症治療の最強タッグ。女性の場合はEPAないしはEPA+DHAの製剤だけで治療するケースも多くあります。

## 「病気なんだ」と自覚することが一番の治療

脂質異常症、高血圧症、糖尿病などの生活習慣病については、「病院難民」にすらなれない人たちも非常に多いようです。

健康診断で数値が高くても、「このぐらいならまだ大丈夫だろう」と病院に行かず、生活も改めない。一度治療を始めても、薬で少し数値がよくなると通院をやめてしまう。その結果、病気をこじらせてしまった患者さんを数え切れないほど見てきました。

血圧やコレステロール値が高いだけでは、別に痛くもかゆくもありません。糖尿病も病気がかなり進行するまで、ほとんど自覚症状がない。

だから、つい放置してしまいがちなのですが、動脈硬化は「サイレントキラー」。何もせず放っておけば、静かに、しかし確実に進行していきます。そして一〇年後、二〇年後、狭心症や心筋梗塞、脳梗塞や脳出血、あるいは血管壁が裂ける大動脈解離という形で牙をむく。糖尿病の場合は、神経障害、網膜症、腎症という三大合併症も心配です。

私が循環器を専門にしたのは、カテーテル治療のようなダイナミックな治療に憧れたからでした。カテーテルを腕や太ももの血管などから挿入してステントと呼ばれる風船や金属の筒を病変部まで運び、詰まったり狭くなったりした血管を拡張するのです。

大学病院に勤めていた頃、心筋梗塞を起こし救急車で運ばれてきた人たちを数え切れないほど治療しました。残念ながら、救うことのできなかった人もいます。また、寝ないで助けた男性が、退院してすぐ病院の前のバス停で煙草を吸っているのを目撃し、ショックを受けたことも少なくありません。

そんな経験を通して痛感したのが、血管事故が起きてしまってからの治療は、いくら頑張っても根本的な解決にはならないということ。だから大学病院を辞めて開業医になるとき、今後は予防医学に徹しようと心に決めたのです。

これといって症状がないため病気だと自覚できず、「まだ大丈夫」「もう大丈夫」と思ってしまいがちな生活習慣病の人たちに、「病識」をもってもらう。現在の病状と将来のリスクについて気づかせ、悪しき生活習慣を変える「やる気」を引き出していく。それこそが一番の治療だと、私は考えています。

もちろん、単に「血圧が高いから治療しましょう」と言ったのでは、危機感をもってもらえません。また、最新のエビデンス（科学的根拠）に基づいて理路整然と「悪玉コレステロールの数値が△以上の人は○パーセントの確率で心筋梗塞になるから、あなたが倒れる危険性も○パーセント」などと話しても、心に響かない。大事なのは、患者さん一人ひとりに寄り添って考えることです。

生活習慣病の人に頸動脈エコー検査を受けてもらうのは、そのためでもあります。動脈硬化が進んだ自分の血管の状態を実際に画像で見ると、みなさん、非常にショックを受ける。

そのうえで、「ほら、瘤がたくさんあるでしょ。この瘤が破れると血栓ができる。それが心臓の動脈を詰まらせたら……」という具合に、図解しながら、わかりやすく説明していきます。そうして初めて、「これは大変だ。なんとかしなければ」と、自分自身の問題として受け止めてもらえるのです。

## 「負の資産」をため込むな

少し前の話ですが、健康診断の基準値を巡って、医療現場がちょっとしたパニックに陥ったことがありました。

日本高血圧学会では、収縮期血圧（上）が一四〇水銀柱ミリメートル（mmHg）以上、拡張期血圧（下）が九〇mmHg以上を高血圧と定めています（家で測る家庭血圧の場合は一三五／八五以上）。

私たち医師も、それをベースに臨床を行ってきました。ところが二〇一四年、日本人間ドック学会が一四七／九四まで「異常なし」とする新たな基準案を発表したのです。

ＬＤＬコレステロールの正常範囲も一気に引き上げられました。男性は一七八㎎／dℓまで、女性は年齢によりますが四五～六四歳なら一八三㎎／dℓまでが「異常なし」。日本動脈硬化学会では男女とも一四〇㎎／dℓ以上を脂質異常症としているので、相当な開きがあります。

この新基準は「案」であって、まだ検討段階。実際に変更されたわけではありません。しかし、「健康と判定される人が増える」などとマスコミが大きく取り上げたため、一時期、患者さんが大混乱。自分は病気じゃないと考えて薬の服用を中断したり、主治医に過剰診療だとクレームをつけたりする人もいたようです。

私も何人かの患者さんに、「どちらの数値を信じたらいいの？」と尋ねられました。

生活習慣病になってしまった人、血管事故で倒れた人を数多く診察している臨床医の立場から見ると、人間ドック学会の新基準案は机上の空論。病気を予防するきっかけや、生活習慣を見直すチャンスを奪いかねないものに思えます。

そもそも、この新しい基準値は、二〇一一年に人間ドックを受診した一五〇万人のうち、持病や喫煙習慣などがなくて健康な約一万人のデータをもとに策定されたもの。その人たちの血圧や血中脂質の平均値が従来の基準値より高かったので、正常範囲を見直すべきではないかと検討し始めたのだそうです。

上の血圧が一四七㎜Hg、ＬＤＬコレステロールが一七八㎎／dℓもある男性でも、人間ドック学会の新基準によれば「異常なし」です。しかし、それで安心し、生活習慣を改めないのは、救命具をつけずに荒波へ飛び込むようなもの。今は元気でも、将来の血管事故につながる「負の資産」をどんどんため込んでいるのですから。

一〇年後、二〇年後も元気でいたいなら、「負の資産」をいかにして増やさないようにするかが重要。対策を講じるのは、早ければ早いほどいい。お肌の手入れと同じで、何歳からスタートしても意味はあるけれど、早く始めるに越したことはありません。

たとえば高血圧症になる手前、「正常高値血圧」（一三〇～一三九／八五～八九）の人は血圧の変動が激しく、血管が傷つきやすいことがわかっています。

糖尿病にしても、病気になってしまってから治療を始めるのと、予備軍の段階で生活習慣を改善するのとでは、その後の人生が大きく変わってきます。

第五章で、血管の若さを保てる体操や食事について紹介しています。「このぐらいなら、まだ大丈夫だろう」と油断せず、ちょっと高めぐらいの数値のうちから気をつけるよう心がけましょう。

## Case9　頭痛ぐらいで……「頭痛放置」難民

「若い頃から片頭痛もちなんですが、最近、ひどくなってきて」

と四〇代の女性、Hさん。頭痛で医療機関を受診したのは、今回が初めて。「頭痛ぐらいで病院に行くのは」と思い、ずっと市販の鎮痛剤を飲み続けていたそうです。

「以前は一カ月に数回痛くなる程度だったのに、今は毎日のように、それも朝からつらいんです。いつも頭が重い感じで、ときどきグウッと締めつけられるように痛んだり、こめかみのあたりがズキズキしたり……。痛み止めを飲んでも、あまり効かなくなってしまいました」

「ということは、鎮痛剤を毎日飲んでいるのでしょうか？」

「ええ、いつも持ち歩いています。一日二回までと説明書に書いてあっても、三、四回飲まずにいられない日もあります」

### 鎮痛剤の飲みすぎで、ひどい慢性頭痛に

Hさんの頭痛がひどくなった原因は、鎮痛剤の使いすぎでした。市販されている鎮痛剤

でも一カ月に一〇～一五日以上、三カ月を超えて服用すると「薬物乱用頭痛」になる恐れがあるといわれています。

なぜ薬物乱用頭痛が起こるのか、メカニズムを簡単に説明しておきましょう。

頭が痛いからといって頻繁に痛み止めを飲んでいると、中枢神経が痛みに敏感になり、普通なら痛みとは感じない刺激まで痛みとして認識するようになります。前より頭痛の頻度が増えて症状が重くなり、薬の効きも悪くなる。そのため、さらに薬の量が増え、ますます痛みに対して過敏になっていく……。そんな悪循環に陥ってしまうのです。生理痛で鎮痛剤をよく飲む女性も、この頭痛になりやすいので注意してください。

Hさんには、頭痛外来のある病院を紹介しました。薬物乱用頭痛を治す方法は、その原因となっている薬をやめることです。ただ、服用を中止して一、二週間ぐらいは、反動で激しい頭痛や吐き気などが起こりがち。脳神経内科などの専門医に、ほかの治療薬を使ってコントロールしてもらう必要があるのです。

日本頭痛学会によれば、頭痛外来などを受診する人のうち薬物乱用頭痛が占める割合は一五パーセント近い。

薬の飲みすぎが原因で起こる頭痛の特徴は、早朝から痛みが出るケースが多いこと。痛む場所や程度、痛みの質が変わることもあります。鎮痛剤を常用していて一カ月に一五日以上頭痛に悩まされているなら、薬で誘発されたものかもしれません。

## 片頭痛を放置すると、脳梗塞のリスクが増大

Hさんは、もともと片頭痛でした。ところが、「頭痛ぐらいで」と受診をためらい、市販の鎮痛剤でごまかしているうちに、よりひどい状況に陥ってしまった。医療機関を転々とする「病院難民」ではないけれど、これも一種の難民でしょう。

片頭痛を放置しておく危険は、それだけではありません。

片頭痛が起きるメカニズムは諸説あるのですが、脳の血管が関係しているのは確か。何らかの原因で血管が収縮し、また一気に拡張して大量の血液が通りすぎるときに痛みを感じると考えられています。不要な収縮と拡張を繰り返すことで、血管に炎症が起き、それが続くうち動脈硬化が進行してしまう……。きちんと治療を受けないでいると将来、脳梗塞になるリスクが跳ね上がるという報告もあるのです。

片頭痛は女性、特に三〇代、四〇代に多い。ズキンズキンと脈打つような激しい痛みが特徴です。名前に「片」という字がついているように、左右どちらかが痛みがちですが、

両側や頭全体が痛くなる人もいます。また、吐き気を伴ったり、光や音に対して過敏になったりすることもあります。

思い当たる人は、よく効く薬があるので、我慢せず早めに頭痛外来を受診しましょう。病院で処方される薬も、飲みすぎれば薬物乱用頭痛を引き起こします。医師と相談しながら、適切なタイミングで適切な量を服用することが大切です。

## 肩や首の凝りをほぐせば、頭痛もやわらぐ

頭痛の中で最も多いのが、緊張型頭痛です。肩や首の凝りなどで筋肉が緊張し血流が悪くなると、筋肉に疲労物質がたまり、神経を刺激して痛みを引き起こします。後頭部を中心に頭全体が締めつけられるように鈍く痛むケースが多いようですが、中には激痛を訴える人もいます。

私のクリニックの患者さんで、夕方になると毎日のように片頭痛が起きてつらいという男性がいました。しかし、症状をよく聞いてみたら、ずっと同じ姿勢で仕事をしていることによる緊張型頭痛。こんなふうに、筋肉の凝りからくる頭痛を片頭痛と勘違いしている人も少なくありません。

緊張型頭痛の一番の対策は、鎮痛剤ではなく凝った筋肉をほぐすこと。その男性には、仕事の合間に「肩ほぐし体操」（二二二ページ参照）や「手クロス体操」（二一九ページ参照）、「ボートこぎ体操」（二二四ページ参照）をするようアドバイスしました。筋肉の緊張は精神的なストレスでも起こるので、ストレスを減らすことも心がけましょう。

凝りをほぐす体操は、片頭痛の人にもお勧めです。片頭痛の誘因として、疲れやストレス、寝不足や過眠、月経との関わりなどが知られていますが、肩や首の凝りも引き金になる。また、片頭痛と緊張型頭痛をダブルでもっている人も多いのです。

痛みが出ている最中は安静にしていたほうがいいですが、日常生活の中で体を動かす習慣をつけておくことが大事。片頭痛が起きる回数が減って、症状も次第にやわらいでくると思います。

## 「たかが頭痛」の背後に潜む、怖い病気

片頭痛や緊張型頭痛のように、ほかの病気が原因ではない頭痛は「一次性頭痛」と呼ばれています。

群発頭痛も、その仲間です。発症するのは一〇〇〇人に一人程度と少ないものの、「自

殺したくなる」という人もいるほど猛烈に痛くなるのが特徴。深夜から明け方にかけて、特に目の奥に激しい痛みを感じることが多いようです。さらに、一度起きると群発地震のようにほぼ毎日、一定期間集中して症状が現れる傾向があります。

原因は、目の後ろを通っている内頸動脈が拡張して炎症が起きるためだとか、脳の視床下部の異常が関係しているなど諸説あり、はっきりしません。ただ、お酒をたくさん飲む人がなりやすく、そのせいか女性より男性に多く見られます。

群発頭痛にも、片頭痛の治療薬が効果的。また、痛みが出てすぐ純度一〇〇パーセントの酸素を吸うと症状がやわらぐといわれています。病院から医療用の酸素ボンベとマスクをレンタルすることもできますが、そもそも頭痛を起こさないことが大切。アルコールは控えたほうがいいでしょう。

薬物乱用頭痛、片頭痛、緊張型頭痛、群発頭痛は、痛みが激しくても命に関わるような心配はありません。しかし、ほかの病気が原因で起こる「二次性頭痛」の中には急を要するものもあるので、注意が必要です。

その代表が、くも膜下出血。突然バットで殴られたような激しい痛みを感じるというのがその典型的な症状ですが、今まで経験したことのないような頭痛が起きた場合には、ためらわずに救急車を呼んでください。

また、脳腫瘍、甲状腺機能亢進症、緑内障、頭にできた帯状疱疹などによって頭痛が引き起こされることもあります。「たかが頭痛」と放っておかず、痛みが続くようなら医療機関を受診するべきです。

## Case10 あの先生は苦手……「精神科・積極的移民」のススメ

血圧のコントロールをしている患者のUさんから相談を受けました。

「うつ病の薬も、ここで出してもらえませんか？　来週、精神科の予約を入れてるんですが、行きたくなくて……」

知り合いに紹介された精神科クリニックに通い始めて二年。初診のとき担当医に対して抱いた「ちょっと苦手なタイプだな」という気持ちが、次第に強まっていったそうです。

カウンセリングを勧められても、とても受ける気になれない。抗うつ剤を処方してもらうため一カ月に一度の通院を続けてはいるものの、今では精神科自体が嫌になってしまっているようでした。

「あの先生と話していると、ますます自分がダメな人間に思えてくるんです。すごく評判のいい先生らしいので、私が悪いんだと思いますが」

## 精神科は特に相性が大事。お見合いのつもりで医師を選ぶ

暗い表情で話す彼女に、私はこんなアドバイスをしました。

「自分を責めないでください。Uさんとその精神科医は、相性が悪かったんだと思います。患者さんもいろいろ、医者もいろいろ。一人ひとり性格が違うんだから、合う合わないがあって当然です。

とりあえず、私がよく知っている精神科のクリニックに行ってみませんか。何度か通ってみて、この先生も合わないと感じたら、遠慮なくおっしゃってください。違うところをご紹介します。お見合いで人生のパートナーを選ぶようなつもりで、医師を選んでみるといいんじゃないかな。あなたを待っている白馬の王子様、いや白衣のお医者さんが必ずどこかにいるはずですよ」

これまでさんざん「病院難民」の悲劇を書いてきたのに、わざわざ難民になるようなことを勧めてどういうつもりなんだと思う読者もいるでしょうね。もちろん、最初に受診し

た医療機関で納得のいく治療ができるなら、それに越したことはありません。

しかし、精神科に関していえば、積極的なアプローチとしてドクターショッピングをしてみてもいいのではないかと、私は考えています。やむをえず医療機関を彷徨う「消極的難民」とは違い、自分にフィットする医師を求めて、あえてウロウロしてみる。自分にとって心地いい場所を見つけて移り住む。いうなれば、「積極的移民」ですね。

精神科の場合、ほかの診療科以上に医師との相性が大切です。統合失調症のような精神疾患は別として、うつ病など心の病のほとんどは、ストレスや悩みが病状に大きな影響を与えています。だからこそ、「この先生のところに行くと、なんとなく気分が落ち着く」とか「話しやすい」という感覚を大事にしてほしいのです。

メンタルが弱っているとき、新しい医師にかかってみようという気力はなかなかわいてこないかもしれません。しかし、カウンセリングはもちろん、診察室で五分、一〇分やりとりをするだけであっても、主治医との相性次第で、病気の治り具合に差が出てくるものです。Uさんのように苦手な医師のもとに通っていれば、その五分、一〇分がさらなるストレスになってしまう。病状が悪化する恐れもあるでしょう。

一方、自分の本音や日々のちょっとした変化を気軽に話せる主治医なら、それだけでストレスを多少なりと発散できます。医師の側も、患者さんの状態を正確に把握し、より効果的な治療ができるのです。

## 心の病に正解はない

私が精神科のドクターショッピングを勧める理由は、もう一つあります。

知人の息子さんが高校一年のとき、Aという精神科クリニックで統合失調症の初期だと診断されました。鎮静作用の強い抗精神病薬で治療していたのですが、眠気などの副作用がひどく、学校に行っても机に突っ伏して寝ているか、保健室で終日過ごすような状態。心配した養護教諭の勧めで別のBクリニックを受診したところ、統合失調症ではなく、発達障害の一つであるアスペルガー症候群だと診断されたそうです。

アスペルガー症候群の人は、相手の気持ちを察したり、共感したりするのが苦手で、自分なりのルールに頑《かたく》なにこだわる傾向があります。そのため、人とのコミュニケーションがうまくいかず、生きにくい。B医師の治療方針は、薬を少しずつ減らし、心理療法や対人関係のトレーニングを基本にするというものでした。

精神科で扱う病気や障害の多くは、エックス線に写るわけでも、血液検査の数値に表れるわけでもありません。本人の訴えや表情、態度、家族などの話から推し量るしかないため、医師によって診断や治療法が大きく異なることもある。

A医師とB医師、どちらの診断が正しいのか、私には判断できません。恐らく、ほかの医師もそうでしょう。もしかしたら、少年はアスペルガー症候群で、なおかつ統合失調症の症状が現れ始めているということもありえる。心の病は特に診断が難しいと私は思います。

結局、ご両親はどうすべきか迷ったあげく、A医師にB医師の診断を伝えてみました。すると、「私を信用できないなら、向こうに行ってくれ」と激怒されたとか。その対応に不信感を抱いたこと、また少年自身がA医師よりB医師のほうが話しやすいと感じたことから、現在はBクリニックに通っているそうです。

自分の身を守るためにも、医師の話し方や態度を観察し、その人となりや自分との相性を見極めることが大切。ダメだと思ったら早めに縁を切り、信頼関係を築ける医師を探して「移民」しましょう。

# 第三章

# 「なんちゃって専門医」「プライド高き専門医」にご用心

## Case11 目の充血が治らない……「なんちゃって眼科」捕虜

第一章、第二章で、さまざまな「病院難民」について書いてきました。この章では、一つの医療機関、一人の医師に囲い込まれ、病気を悪化させてしまった「病院捕虜」について取り上げたいと思います。

### 緑内障を見逃し、アレルギー治療

健康診断で中性脂肪の数値が高かったと来院した女性の左目が赤い。どうしたのか尋ねると、

「アレルギーになっちゃって、眼科で治療しているんです」

その一カ月後に来たときも、まだ赤い。充血は片目だけで、頭痛もすると言うので、これは変だなと思い、眼科を変えるようアドバイスしました。

さらに一カ月後、来院した彼女の話を聞いて驚きました。

日曜日に目が痛んで見えにくくなり、また同じクリニックを受診。その日は日曜日ということもあってか、いつもの院長ではなく、アルバイトの眼科専門医が代診していたそう

です。

「その先生の顔が、私の目を見たとたん、真っ青になりました。すぐに紹介状を出されて大学病院に行くと、緑内障がかなり悪化して、もう少しで失明するところだったとか。幸い失明は免れたものの、左目はかなり視力が落ちてしまいました」

特に中高年の患者さんの場合、目に異常があればまずは緑内症を疑ってしかるべきなのに、その院長は眼圧の検査もせず、アレルギーと診断していたようです。

それからしばらくして、私のクリニックに採用面接に来た看護師の女性も、目が充血していました。やはり同じ眼科医のもとでかれこれ半年近くアレルギーの治療を受けているとのこと。薬を見せてもらったら、抗アレルギーの点眼薬に飲み薬、あまり長く使わないほうがいいステロイド（副腎皮質ホルモン）剤まで処方されていました。

私が信頼している眼科で診てもらったところ、結局、彼女はアレルギーではなくドライアイ。その後、適切な治療をして今はすっかりきれいな目に戻り、生き生きとして働いています。

## 内科医や整形外科医でも、明日から小児科や眼科や皮膚科を開ける

日本では、麻酔科以外は「自由標榜制」がとられています。医師免許さえあれば、専門分野や経験年数に関係なく、医療法で定められた診療科のどれを名乗ってもOK。私は内科医で循環器が専門ですが、やろうと思えば産婦人科の看板を掲げて診療することも認められているのです。ずっと整形外科医としてやってきて、眼科のトレーニングを十分に受けていなくても、看板やホームページに「眼科」と書いて診察を始めることだってできます。

もちろん、まっとうな医師であればそんなことはしません。しかし、「自分の専門科ではお客さんが来ない。こっちの診療科のほうが儲かりそうだ」などと考える医師が少なからず存在するのも確かでしょう。そんな「ニセ専門医」のことを、私は「なんちゃって専門医」と呼んでいます。前述の眼科の医師も、「なんちゃって専門医」ではないかと私は密かに疑っています。

アンチエイジングブームで、顔のシワやシミ、タルミを気にする中高年が増えたせいか、特に近年は、ほかの診療科から皮膚科や美容外科に鞍替えするパターンが多いようです。十分なトレーニングを受けて診療にあたればもちろん問題ありませんが経験不足の医師の

施術を受けて失敗され、訴訟問題になったという話もよく耳にします。

そうそう、こんな患者さんもいました。

耳が痛くて、近所の耳鼻科に行ったら中耳炎だと言われたという子ども。鼓膜切開の治療を受けたが、まだ痛みがとれないと言います……。これは怪しいと転院を勧めたところ、驚いたことにその子の鼓膜には切開した形跡がないというのです。さらに、同じ耳鼻科で両側の中耳炎と診断された中年女性。中高年で初めて発症する両側の中耳炎というのは、私はそれまで一度も経験したことがなかったので、念のため総合病院の耳鼻科を紹介しました。すると、その返信には目を疑う言葉が書かれていたのです。

「両耳ともまったく異常ありません」

「なんちゃって耳鼻科医」というより、「なんちゃって医師」のレベルですね。

## 「なんちゃって専門医」は患者を囲い込む

知識や経験のある医師なら、「この患者さんは自分の手に負えない」と思えば、しかるべき医療機関に紹介するものです。ところが「なんちゃって専門医」は、その判断をするだけの能力がないのか、よそに紹介して自分が「なんちゃって」だとバレるのが怖いのか、患者さんを囲い込んでしまう。

こういう医師に囚われてしまった「病院捕虜」は、医療機関を渡り歩く難民以上に危険です。取り返しのつかない誤診をされている恐れもあるのですから。

では、「なんちゃって専門医」から身を守るには、どうすればいいのか。

臨床系の各学会が認定する「認定医」「専門医」といった資格があります。たとえば、私は日本内科学会認定総合専門医で、日本循環器学会循環器専門医です。医師のプロフィールにそういう資格が記載されていれば、その診療科について一定程度の経験や技量、知識をもっている一つの目安になります。とはいえ、学会に登録していなくても優秀な医師はいますし、専門医の資格があっても（？）な医師もいます。

たまたま受診したクリニックの医師が「なんちゃって専門医」だったという事態は、そう高い確率ではないにせよ、誰にでも起こりえます。大事なのは、囲い込まれないこと。

冒頭でご紹介した緑内障の女性も、ドライアイの女性もまた、長いこと囚われの身でした。

さらに、「両側中耳炎」と宣告された女性は医師から、

「治療は長くかかるから通院を続けるように」

と言われたそうです。

治療をしているのに症状がよくならない場合、逆に悪くなっていくような場合は、セカンドオピニオンを受けるつもりで、早めに別の医療機関を受診してください。インターネットで検索し、評判のよさそうなところに行ってみるもよし。ほかに持病があって通院中なら、担当医に相談してみてもいい。

最近、うちのクリニックは、「なんちゃって専門医」の被害者を本物の専門医に紹介する斡旋所のような役割も担っています。自分の患者さんを大事にしている医師なら、喜んで相談に乗ってくれるはずですよ。

## Case12 急にボケてしまった……「つくられし認知症」捕虜

「最近、母がずっとこんな感じなんです。一〇年ぐらい前からボーッとしていることが増えて心配していたんですが、この半年で急に足腰が弱り、もの忘れもひどくなってきて。ボケちゃったんでしょうか」

娘さんに連れられて九州からやってきた七〇代半ばのWさん。うつろな表情で車椅子に座ったまま、ひと言も口をききません。話しかけてもほとんど反応がなく、半分寝ているような状態でした。

## 血圧の下げすぎで「認知症もどき」に

認知症がけっこう進んでしまっているのかもしれないな……。そう懸念しながら診察を進め、服用している薬を見せてもらったところ、降圧剤が三種類出ていました。そのうち一つは、カルシウム拮抗剤という血圧をしっかり下げる薬で、用量もかなり多い。

ところがWさんの血圧を測ってみると、上が一一〇㎜Hgしかありません。血圧は加齢によって上昇する傾向があるので、日本高血圧学会は七五歳以上の降圧目標値を上が一五〇、下が九〇㎜Hg未満としています。

「こんなに血圧が低いのに、なぜ降圧剤を飲んでいるんですか?」

娘さんに尋ねると、かかりつけの医師から処方された薬を二〇年ほど前から飲み続けているとのこと。

「家でもちゃんと血圧を測って、診察のとき主治医に伝えていますか?」

「いいえ、やっていません」

「季節によって薬の量や種類が変わっていますか?」

「二〇年の間に何度か変わったみたいですが、ここ数年はずっと同じだと思います。季節で薬が違うという話は聞いたことがありません」

「今出ている症状は認知症のせいではなく、たぶん血圧の下げすぎが原因ですね。長い間、血圧の低い状態が続いていたために脳の血液循環が低下して、ボケたようになってしまっているんだと思います。とりあえず、降圧剤をやめてみましょう。もし調子が悪くなるようだったら、すぐに連絡してください」

それから一カ月後、Wさんは自分の足で歩いて診察室に入ってきました。よくしゃべり、よく笑う。前回とは、まるで別人です。

半年後には、「マツケンの追っかけになりました」とニコニコしながら報告してくれました。なんと、松平健さんのリサイタルで全国を飛び回っているというのです。

元気になって本当によかったと思う反面、残念でなりませんでした。薬のせいで彼女は、六〇代の半ばから一〇年間も、本来なら生き生きと過ごせたはずの人生を失ってしまったわけですから。

## 高血圧の治療には、細やかな配慮が必要

脳卒中や心筋梗塞を起こしたくないなら、高血圧の治療は大切です。しかし、血圧を下げる必要のない人が強い降圧剤を長年服用し続けていると、Wさんのようなことになりかねません。

Wさん以外にも、血圧の下げすぎで脳の循環が悪くなってしまった「つくられし認知症」のお年寄りを何人も診てきました。その人たちに共通していたのは、主治医から家で血圧を測るよう、きちんと指導されていないこと。

病院で血圧を測ると、「白衣現象」といって不安や緊張から通常より高い数値が出ることがよくあります。逆に、健診では正常なのに、家庭で測ると高くなる「仮面高血圧」の人もいる。

だから私は、外来での血圧は参考値としか考えていません。まず患者さん一人ひとりに、朝と夜、安静な状態で正確に血圧を測ることの大切さを説明し、理解していただく。そして、診察のたびにその記録をチェックし、家庭での血圧が正常になるよう加減しながら薬を処方していきます。

ところが、「つくられし認知症」患者たちの主治医は、外来での数値だけで処方を続け

ていました。初診の際に数種類の降圧剤を出す医師もいたそうです。もちろん複数の薬を必要とするケースもありますが、効果を見ながら一種類ずつ試していくのが常識。最初から何種類も薬を処方するなんて、ありえません。

夏と冬で薬を調整することも、医師の大切な務めです。血圧というのは、寒い時期は高くなり、暑い時期は低くなる。洋服と同じように、薬も変えなければなりません。季節の変わり目も注意が必要ですから、患者さんにはこんなふうにお話しします。

「春になって暖かくなると血圧が下がってきます。もし、上が一一〇台なんていう日が三日に二日ぐらい出てきたり、立ちくらみがするようになったら、次回の診察まで夜の薬を半分に割って飲んでみてください。

ただし、今日は血圧が低いから半個、次の日は高いから一個というように、その日の数値でころころ薬の量を変えちゃダメですよ。かえって血圧の変動が大きくなり、血管に負担がかかってしまいますから」

血圧のコントロールというのは、簡単なように見えて実は非常に難しい。細やかな配慮が不可欠です。患者さん一人ひとりの家庭血圧をきちんと把握していなければ、血圧の季節変動にも対応できません。

Wさんたちがかかっていたのは、それぞれ長い診療経験をもつ内科医です。私同様、循環器科の専門医資格をもっている人もいました。しかし、こんないい加減な薬の処方をするようでは、本物の専門医とはいえないでしょう。

「キャリアと資格はあっても責任感がない専門医」は、専門外の診療科の看板を掲げている「なんちゃって専門医」以上にやっかいでしょう。患者さんはもちろん、周囲にも問題点が見えにくいのですから。そんな医師のもとに一〇年、二〇年と通い続け、体調を悪化させてしまう「病院捕虜」は、表面化していないケースも入れると非常に多いような気がします。

高血圧や高脂血症、糖尿病といった生活習慣病は、薬と長くつき合っていかなければなりません。だからこそ、医師の見極めが大切です。

「あの先生は、家で毎日血圧を測れとか、揚げ物を減らせとかうるさく言わず、すぐ薬を出してくれるからいい」

そんなふうに、決して思わないこと。口うるさい医師のほうが、患者のことを大切に考えているのです。

## 尻もちが原因で、硬膜下血腫になることも

短期間で認知症のような症状が現れた場合、ほかにどんなことが考えられるでしょう。深刻なものだと脳腫瘍。ただ、これは稀ですね。

自分では気づかないうちに小さな脳梗塞ができているケースもあります。「無症候性脳梗塞」といって、高血圧が長く続いている人がなりやすい。将来、大きな脳梗塞につながる恐れもあるので、要注意です。

高齢者に目立つのは、慢性硬膜下血腫でしょうか。

頭蓋骨の下には、脳を守っている三つの膜があります。内側から、軟膜、くも膜、硬膜と呼ばれています。転んで頭を打ったりすると、この硬膜とくも膜の隙間にじわじわ血液がしみ出していって、血豆のようなかたまりができることがある。それが脳を圧迫し、手足の麻痺《まひ》や頭痛、時には認知症のような症状を引き起こします。

脳の大きな血管が切れる急性硬膜下血腫と違って、慢性の場合、症状が現れるのは数週間から数カ月後。しかもお年寄り、特に血液をサラサラにする抗凝固薬を飲んでいる人は、軽く尻もちをついただけでも、その衝撃で頭の細い静脈が切れてしまったりします。だから、本人も原因に思い至らない。

そういう患者さんのご家族に、私は普段からこう念押ししています。

「急にもの忘れが進んだり、動作が緩慢になったりしたときは、歳のせいだと決めつけず、すぐ脳外科に連れていってあげてくださいね」

硬膜下血腫なら手術で血のかたまりを取り除くことができます。そして治療のタイミングが早ければ症状の改善が期待できます。

## Case13　膝がつらい……「変形性膝関節症」捕虜

新幹線で隣り合わせた高齢の女性。網棚に荷物を上げるのを手伝ったところ、お礼にみかんをいただき、それを機におしゃべりが始まりました。

三年前に夫を看取り、和歌山で一人暮らしをしていること。孫の結婚式に出席するため東京に行くこと。息子の嫁が駅の改札まで迎えに来てくれること。家庭菜園でいろんな野菜をつくり、離れて住む子どもたちに送っていること……。東京駅に着くまでに彼女の人生の大半を知ってしまうんじゃないかと思うほどの話し好き。

寝不足だった私は内心、ちょっと困ったなと思いながら耳を傾けていたのですが、次のひと言で眠気が吹き飛びました。

「膝の軟骨がすり減っちゃってるそうで、痛くて正座もできない。だから、一年半ぐらい前から週に一回、膝に注射を打ってもらってるんですよ。一人暮らしでも、病院の送迎バスがあるので助かってます」

## 漫然とヒアルロン酸注射を続けない

詳しく話を聞いてみると、その女性、Sさんは変形性膝関節症。地元の整形外科医院で毎週打っているというのは、ヒアルロン酸注射のようでした。

変形性膝関節症は高齢者、特に女性に多い疾患です。膝関節の軟骨がすり減ると、摩擦で炎症が起き、痛みを感じるようになります。ひどくなれば関節が変形し、手術が必要になる人もいる。だから、悪化させないよう気をつけなければいけませんが、ヒアルロン酸注射を一年半も続けているのはどうでしょう。

年齢を重ねるにつれ、関節液に含まれているヒアルロン酸の量も減少していきます。ヒアルロン酸は、関節を滑らかに動かし、軟骨に栄養を供給するために重要なもの。これを膝関節に直接注射して補うのがヒアルロン酸注射で、変形性膝関節症の治療法としてよく行われています。

とはいえ、あくまでも対症療法。炎症や痛みをやわらげる効果は一時的なものですし、あまり効かない人もいる。アメリカの整形外科学会のガイドラインには、ヒアルロン酸の関節内注射は治療法として推奨しないと明記されています。

日本では、保険診療で一週間ごとに月に最大五回まで注射できますが、五回連続して打ったら様子を見るのが一般的です。稀とはいえ、関節内出血や感染症を起こす場合もあるため、良心的な医師であれば、効果もないのに漫然と続けるようなことはしません。しかも治療の基本である筋力訓練やストレッチなどの運動療法もその指導もまったく受けたことがないというのです。運動療法をしっかり行えば症状が軽くなり、注射が必要なくなる状態まで改善させられる可能性だってあるというのに……。

ちなみにSさんが暮らしているのは、複数の町村が合併してできた市で、交通の便が悪い。市の中心部にある整形外科医院では、曜日ごとに各地域をマイクロバスで回り、患者さんを一人ずつピックアップ。全員の治療が終わると、また家まで送ってくれるのだそうです。

彼女と同じ地域の中だけでも、そのサービスを利用して一〇人ほどが通院中。みなさん、車が運転できないので助かると感謝し、待合室でのおしゃべりも楽しみの一つになっているようでした。

しかし見方を変えれば、送迎バスという甘い飴で病院に囲い込まれてしまっているともいえる。そうして医師に勧められるまま、あまり効果を感じない治療を続けているとしたら、まさに「病院捕虜」です。

## 運動療法と日常生活の工夫が大切

「私は内科医で整形外科は専門じゃありませんが、注射を打ってもらうのは痛みがひどいときだけにしたほうがいいですよ」

つい放っておけなくなり、新幹線の車内でアドバイスを始めてしまいました。

「日常生活の中でも、膝への負担を軽減する方法はたくさんあります。たとえば、階段を上がるときは痛くないほうの足から上がり、下りるときは痛いほうの足から下りるとかね。膝を曲げる回数をなるべく減らすよう心がけるだけでも、痛みが楽になるはずです。

病院で、太ももの筋肉を鍛える体操を教えてもらっていますか？　ご存じなければ、いい体操があるのでやってみてください」

変形性膝関節症の治療の基本は、運動療法。膝をサポートしている大腿部の筋肉や腱などを強化すると、膝への負担が減って痛みもやわらいでいくのです。ただし、膝を大きく曲げ伸ばしするスクワットのような運動はいけません。かえって軟骨の摩耗が進んでしまいますから。

Sさんには、椅子に座ったままできて、膝関節の軟骨にダメージを与えない「ゾンビ体操」（二〇三ページ参照）や「かかと突き出し体操」（二一七ページ参照）をお勧めしました。変形性膝関節症の予防にもなる体操ですから、この疾患が増え始める四〇代以降の人は、症状がなくても習慣にするといいでしょう。

私の患者さんにも、変形性膝関節症や股関節症、椎間板ヘルニアなどで整形外科に通院中の人がたくさんいて、「大量の痛み止めと湿布を出されるだけ」「手術したほうがいいと言われた」などと相談されます。そういう人たちに、簡単な体操を教え、「食器を洗うときは流しの下の板に両膝をくっつけて腰を曲げないようにすると楽ですよ」などと生活習慣のアドバイスもしているので、うちのクリニックは「体育会系内科」と化しています。

もちろん、手術すべき場合は早く手術しなければなりません。痛み止めやヒアルロン酸注射のような対症療法が必要な場合もあるでしょう。しかし、医師には家でできる手軽な体操や、日常の中で症状を軽減するちょっとした工夫をこそ教えてほしいものです。肥満気味の人には、膝の負担が減るよう、痩せるための指導をすることも大事です。

そういうことをきちんと患者さんに伝え、やり続けられるようサポートしているかどうかが、いい整形外科を見極めるポイントだと思います。

## Case14 薬がどんどん増えていく……「薬漬け」捕虜

お孫さんに車椅子を押され、Nさんという八〇代半ばの女性が診察室に入ってきました。Case12で紹介した「つくられし認知症」の女性以上にボーッとしていて、生気がありません。病状を説明するのは息子さんとお孫さんで、本人はその間にぐっすり眠り込んでしまい、車椅子から落ちそうになることもしばしば。今、自分がどこにいるかすら、わかっていないようでした。

### 薬の副作用に薬で蓋をする「プライド高き専門医」

Nさんは、十数年前から神経内科で治療を受けているとのこと。先日、お孫さんが付き添って病院に行った際、主治医の態度に不信感を抱いたそうです。

「うちのおじいちゃん、なんだか悪くなる一方で。お医者さんに『ちゃんと薬を全部飲ませていないからだ』と怒られたんですが、飲み忘れがないよう家族みんなで気をつけています。薬の量もやたらと多いし、なんか違うんじゃないかなと思って相談に来ました」

服用している薬を見せてもらったところ、脳神経や末梢神経に関わる薬が五種類も出ていました。

「そもそも、どうして神経内科を受診したんですか？」

「手が震えるようになったからです。ほかには特に問題もなく、元気でした」

ご家族の話から類推すると、どうやらこういうことのようです。

最初に処方された震えを止める薬がNさんに合わず、いろいろ薬を追加したり変えたりしていくうちに元気がなくなってきた。やがて目眩がするようになり、今度は目眩を抑える薬が出た。そのうち夜眠れなくなって精神安定剤や睡眠薬が追加処方され、どんどん量も増えていった……。

「『こんなに飲んで大丈夫なんですか？』と先生に聞いたこともありましたが、『僕は神経のエキスパートだ。信用しなさい』と言われて」

神経内科の専門医資格をもつその医師は、確かにエキスパートで、薬の知識も豊富なのでしょう。しかし、薬の副作用に薬で蓋をするようなことを続けた結果、Nさんはほぼ寝たきりになってしまった。一人では動けず、話しかけても反応が乏しい。

そんな状態に患者さんを陥らせながら、プライドと自信に満ち溢れた神経内科医は、自分のやり方を変えませんでした。自分は何でもできると思い込んでいるのも、またダメな専門医の典型だと思います。「専門バカ」という言葉がぴったりなのかもしれません。

その後、必要のなさそうな薬から少しずつ減らしていったところ、Nさんは人生を取り戻しました。一年前は車椅子に座っているのもやっとだったのに、自分で歩いて、それもかなりの早足で診察室に入ってくる。そして、ニコニコしながらよくしゃべる。

「おじいちゃん、どんどん若返ってきて、今やうちで一番元気なんですよ。失われてしまった十数年はもう戻ってきませんが、おじいちゃんが明るくなったおかげで、家族みんなが明るくなりました」

そんなお孫さんの言葉に、私も元気をもらっています。

## がん以外でも、セカンドオピニオンを

Nさんが最初に受診した手の震えの原因としては、甲状腺機能亢進症、パーキンソン病、脊髄小脳変性症、脳腫瘍などの病気が考えられます。カフェインの摂りすぎ、不安や緊張、疲れ、低血糖、うつ病や喘息の治療薬の副作用、アルコール依存症の禁断症状などでも震えが起きます。

ただ、高齢者の場合、最も多いのが本態性振戦《しんせん》です。六五歳以上では、一〇〜二〇人に一人が発症するといわれています。実は、Nさんもそうでした。

よく志村けんさんがコントで、手の震えが止まらないお年寄りを演じていましたね。あれがまさにそうです。お箸を持つ、字を書くといった何らかの動作をしようとすると、手がブルブル震えて、うまくできない。頭が小刻みに震えることもあります。

本態性振戦が起こるメカニズムは、まだ明らかになっていません。悪化すると生活に支障が出ますが、震え以外の症状は現れず、命に関わる心配もない。外科的な治療も可能ですし、軽度であればβ《ベータ》遮断薬がよく効きます。

これは交感神経の興奮を抑える薬で、不整脈や高血圧の治療にも使用されているもの。Nさんは高血圧でもあったので、神経内科で処方されていた痙攣の薬をβ遮断薬に変えて

みました。現在、服用してもらっているのは、この薬と軽い安定剤だけ。手の震えはほとんどなくなっています。

どんな薬であろうと、多かれ少なかれ副作用はつきものです。また、抗がん剤や関節リウマチの治療薬のように、副作用として現れがちな吐き気などを抑える別の薬を併用しながら使い続けなければならないケースもあります。とはいえ、きちんとした説明もないまま、どんどん薬の種類が増えていくようなら、「プライド高き専門医」の捕虜になっていないか疑ってみるべきでしょう。

主治医に対する不信感がなくても、同じ医師に同じ病気で長期間治療を受けている人は、セカンドオピニオンを受けることをお勧めします。がん以外の疾患でセカンドオピニオンを求めるケースはまだまだ少ないようですが、患者にとって当然の権利。「一度、ほかでも診てもらいたい」と話してみて、主治医が怒って態度を変えるようなら、そんなところには通わないほうがいい。

余談ですが、風邪だと診断しておきながら、すぐ抗生物質を処方する医師にも要注意。風邪のほとんどはウイルスが原因なので、細菌を殺す抗生物質は効果がありません。かつては風邪といえば抗生物質を出すのが当たり前でしたが、乱用を続けてきた結果、肺炎のような重大疾患のときに抗生物質が効きにくい耐性菌が生まれてしまいました。肺炎は今や、日本人の死因の第三位になっています。

また、抗生物質を飲むと、乳酸菌など体にとってよい働きをしている体内の善玉菌まで死滅してしまい、下痢や免疫力の低下などを引き起こすこともあります。

先日、私のクリニックに来た女性は、風邪で受診した内科医院で抗生物質を出され、治らないからと別の抗生物質を処方され、二週間も飲み続けたあげくカンジダ症になっていました。カンジダ菌は私たちの体の中に常在しているカビの一種。抗生物質によって細菌が減ったために、今度はカビであるカンジダが繁殖してしまったのです。

たとえ患者さんから「念のため抗生物質も出してください」と懇願されても、ただの風邪なら処方しないのがまっとうな医師だと覚えておいてください。

# 第四章

# 「難民」にならない病院選び・医師とのつき合い方

## なぜ「病院難民」が増えているのか

これまでの章で、私が出会ったさまざまな「病院難民」の実例を紹介してきました。本章では、それらを振り返りながら、なぜ難民化する人が増えているのか、どうすれば難民にならずにすむのかを考えていきたいと思います。

### ハートのない医師が難民を生み出す

まず、「病院難民」とは何か、あらためて定義しておきましょう。

「自分の病気にまつわる悩みを解決してくれる病院や医師が見つからず、心身ともに疲弊した状態で彷徨《さまよ》っている人々」

その大半が、いくつもの医療機関で高額な検査を繰り返し、異常なしと診断されていました。中には、何らかの病名を告げられ、治療を受けている人もいました。しかし、検査結果に問題がなかろうと、薬を飲んでいようと、症状が改善していかなければ本人にとっては何の意味もありません。検査で見逃しがあったんじゃないか、誤診されているんじゃないかと不安や不信感に駆られ、また別の病院へ……となってしまうわけです。

ただ、難民状態に陥り、困り果てて私のクリニックにやってきた患者さんたちを診察してみると、深刻な病気の人は少ない。一〇人中、せいぜい一人か二人というところでしょうか。もちろん、残りの八、九割の人たちも実際に体調不良で苦しんでいるのですが、難民となった最大の原因は別のところにある。医師の接し方が違っていれば、ここまで追いつめられずにすんだのではないかと思うケースが多いのです。

たとえば、難民化した患者さんから、よくこんな話を耳にします。

「診察室に呼ばれるまでさんざん待たされて、診察はあっという間に終わってしまう。どこの病院でも、ちゃんと話を聞いてもらえなかった」

「先生たちはパソコンにカルテを打ち込むのに一生懸命で、ときどきちらっちらっと患者のほうを向くだけ。一度もこっちを見ない医師もいた」

「いろいろ質問したいけど、『忙しいんだから、よけいなことは聞くな』というオーラを出している医師が多い。勇気を出して質問しても、おざなりな答えしか返ってこない」

確かに、パソコン画面だけ見ていて患者さんと目も合わせない、コミュニケーション障害を疑いたくなるような医師もいますよね。診察というのは本来、患者さんが診察室に入ってきた瞬間からスタートするものです。顔色、表情、歩き方、体型、服の着方などを観察し、それらも診断材料にしながら症状や病歴、家族の病気について細かく聞き取っていく。パソコンばかり見ているようでは当然、医師失格です。

大学では「医学」を学べても、実践的な「医療」を行うための教育は十分に受けることができません。医師にとって大切なのは、技術や知識だけではなく、人を助けたいという思いや患者さんの不安に寄り添おうとする気持ちだと私は思っています。能力とハート、両方が必要なのに、特にハートを育てる教育は行われない。偏差値の高い生徒に医学部進学を勧める高校も多く、学力と経済的なバックグラウンドがあって国家試験に合格すれば、適性やハートと関係なく医師になれるのです。

生身の相手とコミュニケーションをとるのが苦手な「コミュ障」というほどではないものの、同じプロとして疑問を抱きたくなる医師は少なくありません。

切る必要のない患者だと、とたんに興味を失ってしまう外科医。胸が痛いと訴える相手に、どこがどういうふうにどんな時間帯に痛むのか、当然すべき確認すらしないで「狭心症の気がある」などとすぐ診断してしまう内科医。検査結果に問題がなければ、もう自分の仕事は終わったと考え、「年齢のせいだからしょうがありませんよ」「気のせいじゃないですか」「更年期障害でしょう」といったひと言で片づけてしまう医師もいます。

## 一人の患者に時間をかけられない裏事情

　また、現在の医療環境では、たとえ医師自身があたたかなハートをもっていたとしても、一人の患者さんに時間をかけて向き合うのが難しいこともあります。

　日本は人口あたりの病院数が世界で最も多く、ＣＴやＭＲＩなどの高度医療機器の配備数も他国を圧倒しています。ところが臨床医の数となると、人口一〇〇〇人あたり二・四人。ＯＥＣＤ（経済協力開発機構）に加盟している三四カ国中、下から六番目です（OECD Health Statistics 2016）。

　一方、一人の国民が一年間に受診する回数（日数）は一二・八回と、上から二番目に多い。つまり、一人の医師がたくさんの患者さんを診療しなければならないわけですね。

　私も総合病院に勤務していた頃、外来で半日に六〇人ぐらいの患者さんを診ていました。入院患者も一〇人ほど受けもっていたので、朝の外来が始まる前と夕方に病棟を回るのが日課。ゆっくりお昼を食べる暇などありませんでした。診療科目や地域にもよりますが、大きな病院の勤務医はだいたいこんな感じでしょう。

　来院者の多さに加え、「診療報酬」の問題もあります。保険診療では、医療サービスの対価を厚生労働省（厚労省）が定めた点数で計算するのですが、患者さんを診る時間が五分でも三〇分でも診療報酬点数は同じ。短時間でたくさん診察すれば儲かるけれど、一人ひとりにじっくり対応していたら経営難に陥りかねない……というのが現状です。

一般的な町の診療所の場合は、一日に四〇人程度診なければ経営が成り立たないといわれています。一日七時間診療で四〇人だと、一人の患者さんにかけられる時間は単純計算で一〇分ちょっと。診察前にカルテをチェックしたりする必要がありますから、実際はもっと短いでしょうね。

## 患者目線の「聞く力」「伝える力」が難民化を防ぐ

私が院長を務める池谷医院は、小児科医である妻も診療を行っているため少し事情が異なります。とはいえ、私の患者さんだけで一日に一〇〇人は来院されるでしょうか。キャパシティを超える人数を受け入れて診療の質を落とすことのないよう、完全予約制にしていますが、それでも一人ひとりに十分な時間をかけることは困難です。

診察時間は、人によりけりです。再診で特に問題のないケースなら、それこそ五分で終わりますが、三〇分以上かかる場合もある。必要だと判断すれば、次の予約の患者さんをお待たせすることになっても時間をかけて診察します。うちに通院しているみなさんは、そういう私のスタイルを自身の体験としてご存じなので、待たされてもお互いさまだと思ってくれているようです。また、近年では、じっくりと相談したい方のためにセカンドオピニオン外来も設置しています。

診察の際に心がけているのは、常に「患者目線」を忘れないこと。まず相手の目を見て、共感しながらしっかり話を聞く。質問したいことがあるのにためらっていると感じたら、こちらから促す。どんな人でも病院に来るときは少なからず緊張し、不安を抱えているものです。患者さんがリラックスし、気になっていることを気兼ねなく口にできるようにすることは、見逃しや誤診をせず、正確な診断をくだすためにも非常に重要です。

そして診断がついたら、相手にちゃんと理解してもらえているか確認しながら、現在の病状、治療方針、処方する薬の効果や注意点、今後の見通しなどを丁寧に説明していきます。患者目線を忘れないハートと「聞く力」「伝える力」をもつ医師であってこそ、相手は安心し、信頼してくれる。そうして信頼関係を築くことができれば、治療もうまくいくものです。

たとえ検査で異常がなかったとしても、結果だけ伝えて終わりにすることはありません。じゃあ、患者さんを悩ませている今の症状はなぜ起きているのか……と、思いつく限りの可能性を考えます。

その結果、加齢や精神的ストレスなどが原因だと判断した場合でも、安易に「歳のせいだからしょうがない」「気のせいでしょう」とは口にしません。どんなプロセスを経てその診断に至ったのか、なぜほかの病気の可能性を否定できるのか、一つひとつ順を追って説明していきます。

そうして、まず患者さんの余計な不安を取り除いてから、どうすればつらさを軽減できるかアドバイスしていく。思考パターンの変え方や体操など、普通なら内科医がしないようなアドバイスも、効果があると思えば積極的に行います。

単に病気を診るのではなく、一人の人間である患者さんをまるごと診て治療法を探っていく。相手が理解し納得してくれるまで説明し、気持ちに寄り添い、心の隙間を埋めるような言葉をかける。そうすれば、その人はまず難民にはなりません。長いこと難民状態だった人でも、驚くほど表情が明るくなります。長年悩みの種だった症状がやわらいだと感謝されることも多い。

結局、「病院難民」を生み出している最大の要因は、医療を行う側にあるのだと思います。医師が説明不足で心に寄り添わないから、患者さんは不信感や不安を膨らませ彷徨わずにいられなくなる……。そこに、ほかの要因が重なれば、難民化する危険はさらに増大します。

第一章で書いたように、人間の体というのは非常に複雑で、神経や心に本人だけでなく医師もだまされてしまうことがある。また、第二章で取り上げた患者側の知識の偏り、「まだ大丈夫」「薬は飲みたくない」「もっといい治療法があるはず」といった心理も、リスク要因になります。

しかも、今の世の中には病気や健康に関する情報が溢れていて、インターネットで検索すれば誰でも簡単に入手することができる。雑誌やテレビでもしょっちゅう特集が組まれています。役に立つものも多い反面、間違った情報や商品を売るための嘘、いたずらに不安を煽る記事、偏った個人の体験記なども膨大にある。それらが患者さんの知識を偏らせ、心理面でも大きな影響を及ぼして、難民を増加させている一因になっているのでしょう。

## 「患者力」を高めて自分を守れ

「病院難民」が生まれやすい現代日本において難民化するのを防ぐには、患者としての力＝「患者力」を高める必要があります。具体的にどうしたらいいのか――。
まずは、医療機関の性質の違いを理解してください。

## 大病院&ブランド志向は危ない

誰でも自由に医療機関を選べる日本では、大病院に患者が集中する傾向があります。それを抑制すべく制度改革が行われ、高度先進医療を行う特定機能病院や五〇〇床以上の地域医療支援病院を紹介状なしで受診すると、診察料以外に五〇〇〇円以上の特別料金を払わなければならなくなりました。

しかし、「三時間待ちの三分診療」と揶揄《やゆ》されていた頃よりましになったものの、相変わらず混雑している。「大きな病院のほうが腕のいい専門医がいて安心。いろいろ検査も受けられる」などと考えて、いきなり大病院に行ってしまう人がいまだに多いのです。

難民状態に陥った患者さんたちも、大病院主義というかブランド志向というか、最初から大きな病院にかかっていた人がほとんどでした。しかも、そこで検査を受け異常がないと言われると、また同規模の有名な病院を次々と回り、同じような検査を受けていた。実はこれが、難民化しやすい最悪のパターンなのです。

大病院の主要な役割は、高度な専門医療などを必要とする患者への対応や緊急医療。検査をしても特に異常がないのに体調不良が続くことを「不定愁訴」といいますが、そういう患者さんのことはどうしても軽んじがちです。患者が次々やってきて大忙しなのに、単に足が冷えるという人の話などじっくり聞いていられない。それより、足が腐りかけている人のために時間を使いたいわけですね。

大きな病院のほうが医師の腕がいいとも限りません。経験豊富で優秀な専門医もいれば、研修を終えたばかりの新米もいる。外来を担当する全員が同じクオリティではないのです。

また、専門分科が進んでいるがゆえに、患者さんの自己判断で本来かかるべき診療科と違うところを受診してしまい、長時間待ったあげくほかの科に回されたといった話をよく耳にします。担当医が疾患を総合的に診る能力に欠けていれば、見逃しが起きる恐れもあるでしょう。

さらに、検査機器が充実しているということは、その購入費や維持費もかかるということです。日本の外来は検査をすればするだけ医療機関の収入になる出来高払いなので、病院側としては経営上、なるべく検査の数を増やしたい。医師から「念のため検査しておきましょう」と言われれば、患者さんも「じゃあ、お願いします」となりがちです。もちろん、それで疾患を発見できるケースもありますが、必要のない検査をいくつも受けてしまっている人が多いのです。ちなみに、日本は人口当たりのＣＴ装置の数が世界一。二位のオーストラリアの二倍近く保有しています。ＣＴ撮影回数は第二位。エックス線検査全体の回数だと世界一です。

## 医療機関を使い分ける

第一章の「ウソ冷え」難民で取り上げた七〇代の女性も、大きな病院なら自分の悩みを解決できると思い込み、大病院ばかり回ってさまざまな検査を受けていました。ところが、彼女の悩みには町のクリニックレベルのほうが向いていて、私のところに来たことで難民生活を終わらせることができたわけです。

もちろん、設備が充実し、さまざまな科の専門医がいる大病院でなければできないことは多々あります。しかし、患者さん一人ひとりに寄り添う医療なら、町の小さな診療所やクリニックのほうが行いやすい。大きな病院ほど混まないし、組織の論理で動かなければならない勤務医と違って医師個人で裁量できますからね。

大事なのは、医療機関の向き不向きを知って使い分けることです。急を要するときは大病院へ。それ以外は基本的にまず、かかりつけのクリニックなどを受診する。「大病院で検査して問題がないと言われたけれど、納得がいかず不安だ」というような場合も、別の大きな病院に行く前に、かかりつけ医に検査結果を見せて説明してもらうことをお勧めします。

かかりつけ医なんていない？　いや、何でも気軽に相談できるかかりつけの医師を、ぜひもっておくべきです。一人の医師が継続的にあなたを診察し、病歴や体質、嗜好や生活習慣などを把握していれば、体の変調に早めに気づき、病気を見つけやすくなります。

さらに、同じ医師が家族全員を診ることで、家族の病歴や家庭環境も踏まえた、より精度の高い診断ができる。また、高齢になるほど複数の病気を患う人が増えるものですが、かかりつけ医がいれば検査や薬の重複も避けられます。

かかりつけ医は、自宅や職場の近所など通いやすい場所で開業している医師の中から選ぶのがベスト。風邪など軽い病気でクリニックを受診したときに、意識して医師を観察するようにしてください。

## いい「かかりつけ医」を見極める五つのポイント

かかりつけ医としてふさわしいかどうかを見極めるポイントは、私が診察の際に心がけていることと重なります。大事なことなので、もう一度書いておきましょう。

まず、どんな小さな不調でも軽んじたりせず、しっかり話を聞いてくれるかどうか。患者さんの訴えをよく聞くのは、情報を十分に集めて適切な対応をしたいという医師の思いの表れでもあります。

たとえば、「ちょっと耳鳴りがする」と訴えたとき、「歳のせい」で一蹴せず、「私も疲れるとします。つらいですよね」などと共感を示しながら耳を傾け、原因を探り、少しでも症状をやわらげようと最善を尽くす。寿司職人の腕をチェックするため最初に玉子焼きを食べる人がいますが、「ちょっと耳鳴りが」のひと言で医師の誠実さを量れるわけです。

ポイントその二は、病気や治療、薬について、専門用語を使わず、誰にでも理解できるように噛み砕いて説明する力があるか。気になることがあったら遠慮せずに質問してみましょう。

処方された薬の副作用などについて尋ねてみてもいいですね。どんな質問にも嫌な顔をせず、治療におけるマイナス面や注意点も含め、限られた時間の中で精一杯伝えようとするのが、いい医師だと私は考えます。

ポイントその三は、相性。腕のいい美容師だからといって自分の趣味嗜好に合うとは限らないように、「聞く力」「伝える力」があって評判のいい医師でも、なぜか苦手で緊張してしまうということがあるものです。患者も医師も一人ひとり性格が違う。「この先生、なんとなく好き。気が合いそう。リラックスして話せそう」という直感も大事にしましょう。

ポイントその四は、狭い視野で病気を診るのでなく、多分野横断的に診察する力をもっているか。そして、最新の医療情報などを積極的に取り込もうとしているか。そういう医師であれば、専門が内科でも外科でも、かかりつけ医に選ぶに足ると思います。

もちろん、医師の技量や知識量を患者さんが量るのは難しい。ただ、説明の仕方などから、ある程度のチェックは可能です。

たとえば、「たぶん大丈夫でしょう」などと曖昧なことを言わず、「あなたの症状からは、A、B、C、Dなどの病気が考えられますが、これこれこういう理由で問題ないと診断しました」という具合に、医学的なエビデンスも示しつつ論理的に説明するとかね。「もし今後、こういう症状が出てくるようなら、やはりBの可能性もあります。そのときは、すぐにいらしてください」といったフォローもあれば、なお望ましい。

ポイントその五は、患者さんの相談には何でも乗るけれど、専門的な治療や高度医療が必要だと判断したときには、すぐ適切な医療機関を紹介できること。

私は循環器と内科が専門ですが、頼まれれば皮膚や目から泌尿器まで全部診ます。ただし、たとえば水虫かどうかといった診断はしません。皮膚科への紹介状を書き、患者さんには「皮膚科でちゃんと菌を調べてもらって、つけ薬はこれでいいと言われたら、私のところでも処方しますよ」と話す。

自分の専門分野でも、「これは特別な治療や手術が必要になるな」と判断したような場合は一切の検査を行わず、最良の治療を受けられると思う大学病院などを紹介し、すぐに行ってもらいます。うちで検査したほうが儲かるけれど、患者さんのためを思うなら、それこそ時間もお金も無駄にならない一番の対処法ですからね。

もちろん、近くにある専門のクリニックや大病院を機械的に紹介するわけではありません。患者さんの病状だけでなく性格なども考慮したうえで、できるだけ技量的にも人間的にも私自身が信頼する医師のいる医療機関を選ぶように心がけています。

そういう意味で、いいかかりつけ医は、いい不動産業者に似ています。自分が住みたいと心から思えるような家をすぐ紹介してくれ、事故物件がない。

症状が複雑で、どの科に紹介すべきか判断がつかないときは、総合診療科を紹介します。NHKで、現役の医師が症状から病名を推理する『総合診療医 ドクターG』という番組をやっていましたね。近年、特定の臓器や疾患に限定せず多角的に診療を行う総合診療科がある病院が増えているのです。

残念ながら医師の中には、第三章で詳述した「なんちゃって専門医」や「プライド高き専門医」のように、自分では治せない患者さんをほかの医療機関に紹介せずに抱え込み、病状を悪化させてしまう不届き者（？）も存在します。そんな医師のもとで「病院捕虜」にならないためにも、診察を受けるときはこれらの五つのポイントを意識して担当医をチェックするようにしましょう。

そして、かかりつけ医を決めたら、ぜひ上手に活用していただきたい。たとえば、大きな病院で手術を受け、退院してから定期的に通う場合も、日常のフォローはかかりつけ医に頼むと安心かつ便利です。

精密検査の結果をわかりやすく説明してもらったり、「こういう治療方針を示されたがそれでいいだろうか？」と尋ねたりしてもいい。困っていること、不安なことがあれば、とにかく何でも相談しましょう。生活習慣を改善し病気を予防するためのアドバイスを求めてもかまいません。紹介先の大きな医療機関と連携しながら、患者さんの健康を守っていくのが、かかりつけ医なのです。

## 症状を「伝える力」を高める

医師が病気を正確に診断し、適切な治療を行うためには、患者さん側の「伝える力」も大切です。

たとえば、単に「頭痛がする」というのでなく、どこが、どんなときに、どういうふうに痛むのか、痛みがどのぐらい続くのか、頭痛以外に気になっている症状はないか、できるだけ具体的に話すようにしましょう。

「夕方に、後頭部から頭全体にかけてギューッと締めつけられるような感じで痛くなる。朝起きると楽になっているが、次の日もまた夕方になると痛む」

「突然、右のこめかみから目のあたりがズキンズキンと痛み始め、吐き気がすることもある。頻度は一カ月に二回ぐらいだが、一度痛み出すと二日ぐらい続き、体を動かすと症状がひどくなるので、仕事にならない」

「朝起きたときキリキリ痛む。しばらくすると軽くなるが、頭の重い感じは消えない。二カ月ぐらい前から始まって、だんだんひどくなっている。目眩がしたり、突然、吐いてしまうこともある。視力も落ちてきた」

そんな具合に、ズキズキ、ガンガン、チクチク、ヒリヒリなどの「オノマトペ（擬音語）」を用い、手で痛む場所も示しながら話すのです。

ちなみに、最初の訴えは肩凝りやストレスなどから起こる緊張性頭痛。二番目が片頭痛の典型的な症状です。三番目の人は、大学病院に紹介してＭＲＩ検査をしてもらったところ脳腫瘍でした。

もちろん、医師の側からいろいろ質問し、症状を綿密に聞き取っていくべきなのですが、「聞く力」に欠ける医師もいます。診察時間には限りがありますし、どこがどう不調なのか一番よくわかっているのは患者さん自身。自分の症状をより正確に医師に伝えることができれば、診断の精度も上がります。

そのために活用してほしいのがメモです。体調不良で病院に行くと、誰でも不安や緊張、さらに次の患者さんが待っているという焦りなどから、言おうとしていたことを忘れてしまったりするものです。逆に、あれもこれも話そうとして、いったい何が主訴なのか医師に伝わりにくいことも多い。

話し下手の自覚がある人はもちろん、普段は理路整然と話せるという人も、医師に伝えたいことを事前に箇条書きにしておくことをお勧めします。何から先に話すか優先順位をつけて、チェックしながら話すようにしましょう。

慢性疾患などで通院が続く場合は、そのへんの紙にちょこちょこメモするのではなく、専用のノートをつくるのがベスト。医師の説明やアドバイスで大事だと思ったことも、忘れないよう書きとめておきましょう。目の前でノートをとられれば、医師だって気合いが入るというもの。説明の際にわかりにくい専門用語を使う医師には、「聞き取れなかったので、ここに書いてください」と頼めばいいのです。

また、次の受診日までに体調の変化があったら、そのときの日時と気になった症状をノートにつけておきましょう。そして、病院に行く前にざっと見直し、何をどういう順番で伝えるかを箇条書きにする。血液検査の結果などのデータ類も同じノートに貼っておけば、自分の健康状態が一目でわかる、かけがえのない治療記録になります。

## 都合の悪いことも隠さず話す

医師にとって何より困るのが、自分に都合の悪いことを黙っていたり、嘘をついたりする患者さんです。

たとえば、中性脂肪値が高くて通院中の六〇代の女性。食事の指導をし、本人は「ちゃんと先生に言われた通りやってますよ。ご飯なんてこれっぽっちしか食べていない」などと言うのですが、半年経っても数値が改善しません。おかしいなと思い、角度を変えながら質問を重ねていったところ、実はかなり間食をしていることがわかりました。

笑い話のようですが、食事に限らず禁煙や節酒、運動などでも、アドバイスした私に対して悪いと思うのか、カッコをつけてしまうのか、ちゃんとやっているふりをする人が少なくないのです。

言うまでもなく、嘘は正しい診断と適切な治療の妨げになります。一時しのぎの嘘はやめて、「甘いものが大好きで、間食をやめられない」「ジョギングを始めたけれど、一週間で挫折した」などと正直に話してください。そうすれば私たち医師は、その人の性格や嗜好も踏まえて、より効果的な指導や治療ができますからね。

まあ、間食を隠すぐらいなら大きな問題にはなりませんが、中には命に関わることもあります。

数年前、私の患者の一人であるOさんという男性が心筋梗塞を起こしたと、救急車で搬送された病院から連絡がきました。幸い命をとりとめ、もうすっかり元気ですが、担当医によれば、もともと冠攣縮性の狭心症（三一ページ参照）をもっていたとのこと。それを聞いて、愕然としました。

Oさんが胸の痛みを訴えて私のクリニックに来たのは、その半年ほど前でした。第一章の「狭心症もどき」難民で書いたように、胸が痛くても狭心症とは限らず、実は逆流性食道炎や肩凝りが原因という人も多い。Oさんの場合、「酸っぱいものがこみ上げてくる」など逆流性食道炎に典型的な症状があったので、診断的治療として、まず逆流性食道炎の薬を出すことにしました。

診断的治療というのは、特定の疾患を想定して治療を行い、効果があればその疾患である可能性が高いと判断していく方法です。薬を飲み始めると、Oさんの症状は改善しました。いや、「すっかりよくなった」という彼の言葉を、私は信じてしまった。

心筋梗塞で倒れたあとわかったのですが、やっかいなことにOさんは冠攣縮性狭心症と逆流性食道炎、両方を患っていました。だから、逆流性食道炎の薬で胃酸の逆流が抑えられたことで、大半は楽になったわけですね。しかし、前よりよくなったものの、本当はときどき胸に痛みを感じていたのに、それを一切口にしませんでした。

これもあとで知ったのですが、Oさんは大の検査嫌い。初診の際、私が狭心症と逆流性食道炎の資料を渡してあれこれ説明し、「この薬が効かなかったら検査しましょう」と話したこともあり、「痛みが残っているなんて言ったら、心臓の検査をされたり、胃カメラを飲まされたりするんじゃないか」と恐れて黙っていたようです。

この一件以来、私は患者さんの言葉を鵜呑みにせず、しつこいぐらいに質問と確認をするようになりました。とはいえ、患者さんが正直に話してくれなければ、どんなに気をつけていても見逃しなどが生じる恐れはあります。自分の健康と命を守りたいなら、嘘や隠しごとは禁物。都合の悪いこと、カッコ悪いことを医師に伝えられる率直さも、「患者力」アップのために不可欠です。

## 「質問力」を磨く

もう少し、悪い見本をあげておきましょう。

高血圧症で治療中のMさんは、一日一錠飲むよう処方された降圧剤を自分の勝手な判断で増減していました。家で血圧を測り、高い日は二錠飲み、低い日は飲まないという具合にです。これは、とても危険です。

第三章の「つくられし認知症」捕虜でも書きましたが、血圧のコントロールは簡単に見えて難しい。医師は季節要因なども踏まえながら、長い目で見て薬を処方しているのです。また、降圧剤はすぐ効くわけではなく、効果が現れるまでに時間もかかります。患者自身がその時々の血圧で勝手に薬の量を変えるのは、目の前しか見ずに車のハンドルをちょこちょこ切っているようなもの。逆に血圧の変動が大きくなって血管を傷つけてしまい、動脈硬化の進行、ひいては心筋梗塞や脳卒中を招く恐れがあるのです。

高血圧以外の疾患でも、勝手に薬を飲むのをやめたり、雑誌で見かけたサプリメントなどを試したりする人が少なからずいますが、自己判断はいけません。必ず、医師の意見を聞くようにしてください。

また、医師の治療方針やアドバイスに疑問を抱いたとき、説明にわからない点があったときは遠慮なく質問するようにしましょう。小さな疑問や不安でも、そのままにしておけば医師に対する不満や不信感へと発展し、信頼関係を築くのが難しくなります。かかりつけ医を信頼できなければ、治療効果も上がりません。

限られた診察時間の中で聞きたいことを聞き、的確な答えを得る――そんな「質問力」を高めるために役立つのが、「伝える力」のところでお勧めした専用ノートです。前回の診察時に確認できなかったこと、新たにわいてきた不安や疑問など、聞きたいことをすべてノートに書きとめておきましょう。そして次の診察日までに、似たような問いを整理しつつ箇条書きにし、それを見ながら質問してください。

一度の診察につき、優先順位の高いものから三、四件に絞って聞くのもポイントです。いっぺんにあれもこれも聞こうすると、次の患者さんを待たせている医師としては、どうしても答えが雑になりがち。患者さん自身も頭が混乱してしまいます。そうそう、質問項目の下に余白をとっておき、そこに答えを書き込むようにすれば、後日ノートを読み返したときにわかりやすいですよ。

インターネットなどから得た情報で気になることがあった場合も、鵜呑みにせず、まずは医師に確認すること。その際、うろ覚えで話したのでは正確に伝わらず、医師も答えられない場合があります。必ずプリントアウトしたものを持参し、「これを読んで、自分にも当てはまる気がして心配だ」「ここで紹介されている新薬を試したいが、どう思うか」などと、自分の不安や希望を交えながら率直に聞いてみましょう。

## 正しいセカンドオピニオン

セカンドオピニオンの重要性が叫ばれて久しく、今やこの言葉を知らない人はいないほど浸透してきました。その一方で、いざ自分が実践しようとなるとどうすればよいのかわからないという声や、さまざまな誤解も多いようです。「患者力」を上げるため、セカンドオピニオンに関する知識を深めておきましょう。

一九九七年に医療法が改正され、インフォームド・コンセントが医療者の努力義務になりました。インフォームド・コンセントとは簡単に言うと、「医師が一方的に治療を行うのはよろしくない。病状や治療内容について患者やその家族にわかりやすく説明し、患者側の同意を得たうえで医療を行うべき」という考え方です。

患者さんも、それまでの「先生にお任せします」スタイルではなく、説明された内容を十分に理解したうえで医師と話し合い、自分の意志で治療法を決めていくことが望ましい。

こうした流れを背景に、治療を受けている主治医以外の医師に「第二の意見」を求めるセカンドオピニオンも広がっていきました。現在では、大病院の多くにセカンドオピニオン外来ができています。

医師によって、診断やベストだと考える治療法が異なることはありえます。また、医療の進歩が目覚ましく、新しい治療法や薬が次々に生まれている昨今、そのすべてを一人の医師が把握しておくのは不可能です。医師の技量や病院の設備によって、提供できる医療にも差が出てくる。がんのような重い病気の患者さんが、セカンドオピニオンを受けたいと思うのは当然でしょう。信頼できる主治医から十分な説明を受け、治療方針に納得している場合は別ですが、もし不安があるならセカンドオピニオンを受けるべきだと私も考えています。

ただし、セカンドオピニオンは医師を変えるのが目的ではありません。第二の意見を聞くことで自身の病状や治療法について理解を深め、最善の治療につなげていくためのもの。結果を主治医にフィードバックして話し合い、再検討するのが本来の姿です。だから、東京大学医学部附属病院のセカンドオピニオン外来のように、最初から転医や転院を目的とする人を断っているところも多いのです。

では、一般的なセカンドオピニオンの流れに沿って、注意点をあげておきましょう。

●ステップ1　主治医に「セカンドオピニオンを受けたい」と伝える

「主治医が気を悪くするんじゃないか」などと遠慮する必要はありません。まともな医師なら、よりよい医療を患者に提供するうえでセカンドオピニオンが大切だとわかっています。また、自分の診断や治療法に自信をもっていれば、そんなことでプライドが傷ついたりはしません。もし私だったら、「どうぞ、どうぞ。向こうの先生が何て言っていたか教えてくださいね」と明るく送り出すでしょうね。先方の医師から主治医に報告があるので本当は聞くまでもないのですが、そう話せば患者さんが余計な気を遣わずにすみますから。

ただ、医師も感情をもつ人間です。できれば、ちょっと切り出し方に気を遣っていただけるとありがたい。「先生の説明はよくわかりましたが、私の人生にとって大事なことなので、なるべく複数の意見をうかがって安心したい」と話すとかね。「息子がセカンドオピニオンを受けろとうるさい」などと家族を口実にしてもいい。それで主治医が不快そうな顔をしたり、「私を信用できないなら転院しろ」というニュアンスのことを言ったりする場合は、それこそ早めに転院すべきでしょう。

●ステップ2　セカンドオピニオン先を決める

セカンドオピニオンを受ける医療機関は、主治医に紹介してもらってもいいし、自分で探してもかまいません。

主治医に対して不信感があるというのでなければ、まずは主治医に聞いてみてください。ただ、その際、気をつけたいのがセカンド医の専門分野。たとえば、がんの場合、主治医が外科系なら腫瘍内科や放射線科など違う診療科の医師に意見を求めたほうが、治療の選択肢が広がることがあります。さらに、出身大学も要チェックです。同じ大学出身だと診断や治療方針が似通う傾向があるうえ、主治医にいらぬ忖度《そんたく》をしないとも限りませんからね。

自分でセカンドオピニオン先を探すときの基本は、その疾患に関する診療実績が高い病院を選ぶこと。病院によって、やはり得意不得意があります。厚労省や公的機関が発表した患者数、平均在院日数などをもとに病院のランキングを行っている情報サイト「病院情報局」(http://hospia.jp/wp/archives/232) があるので、参考にしてみてください。診断分類、主な疾患名、細かい手術・治療方式などから、全国の約一五〇〇病院を比較することができ、便利です。こういったサイトで当たりをつけてから、これはと思う病院のホームページをじっくりチェックしていきましょう。

また、ほかに日頃かかっている医師がいるなら、そこで相談してもいい。私もよく、高血圧などで通院中の患者さんやその家族から、「お勧めのセカンドオピニオン先を紹介して」と頼まれます。インターネットや雑誌、口コミなどで得た情報以上に、現役医師の知識やネットワークが役立つことは多いはずです。こういうときも、かかりつけ医を有効活用してください。

●ステップ3　主治医から紹介状や検査データをもらう

紹介状の正式名称は、診療情報提供書。症状や治療経過、検査実施状況、医師の所見、紹介目的などを書いたものです。それまでに受けた検査の資料（血液検査、病理診断、画像診断などの結果やフィルムなど）も準備してもらってください。主治医はセカンドオピニオンを希望した患者に、これらすべてを提供する義務があります。

紹介状や検査データは、セカンドオピニオンをスムーズに受けるうえで不可欠です。持参しないと、一般外来を初診として受診し、検査を一から受け直さなければなりません。

病気は日々進行していきます。がんをはじめ早期治療が特に大切な疾患では、このタイムロスが命とりになる恐れもあるのです。

## ●ステップ4　セカンドオピニオンを受ける

セカンドオピニオン先の医療機関にコンタクトをとり、予約の要否や料金を確認してから受診しましょう。病院によって異なりますが、公立なら三〇分で二万円前後。健康保険の適用外なので、全額自費です。長くなれば、その分料金が嵩《かさ》みますし、一回に最長一時間までなどと上限を決めているところも多いので、気をつけてください。

短い時間で効率よく必要な情報を得るためには、あらかじめ確認したいことを整理し、箇条書きにしておくなど事前準備が必須です。可能なら、信頼できる人に同行してもらうことをお勧めします。

そうそう、セカンドオピニオンの際、医師から複数の選択肢を提示されたときは、こう聞いてみるといいですよ。

「先生だったら（先生の家族だったら）、どの治療法を選びますか？」

高度な専門知識をもつ人であればあるほど、この質問にいい加減な回答はできません。正直な気持ちを口にするはずです。

●ステップ5　主治医と話し合い、治療する病院を決める

セカンドオピニオンの担当医から主治医のもとに届いた報告書を踏まえて話し合い、今後の治療法について再検討します。二人の医師の見解が同じなら問題ありませんが、違っていた場合どうするか。

まず、主治医にそれぞれのメリット、デメリットなども含めて詳しく説明してもらい、自分の今の気持ちや希望などを率直に伝えましょう。信頼に足る主治医であれば、別の医師の意見を頭ごなしに否定したり、患者側の希望を無視して自分の方針を押しつけたりせず、最善の方法を一緒に考えてくれるはずです。

そのうえで、自分が納得のいく方法を選んでください。主治医のもとで最初に提示された治療を受けるもよし。第二の意見を取り入れた新たな治療法を主治医に試してもらうもよし。セカンドオピニオンを受けた医療機関に転院し、主治医を変えてもかまいません。

私がセカンドオピニオン先を紹介した心臓病の患者さんの一人は、その病院で体への負担の少ない最新の術式の手術を受けました。そんなふうに、技術的により優れた医療機関で手術などの治療を受けたのち、最初の主治医のもとに戻って経過観察をしてもらうといったケースもよくあります。

## 慢性疾患でも、たまには「浮気」してみる

がんなど重い病気と違って、脂質異常症や高血圧などの慢性疾患では、ずっと同じ医師にかかっている人が多いのではないでしょうか。慢性疾患の場合も、たまには浮気して、ほかの医師の意見も聞いてみるべきだと、私は考えています。自分では気づかないうちに、第三章で取り上げた「病院捕虜」になってしまっていることもありますからね。

かかりつけ医が信頼に足る医師だとしても、ときどき異なる視点から診断してもらうことは重要です。別の医師のアドバイスを主治医にフィードバックすることで、よりよい治療法につながるかもしれません。

ただ慢性疾患の場合、主治医に必ずしも「セカンドオピニオンを受けたい」と告げる必要はないと思います。これまでの血液検査の結果やお薬手帳などを持って、別の医療機関に行き、保険が適用される一般外来を受診すれば十分でしょう。

先日、栃木県から私のクリニックに来院した脂質異常症の男性のAさんも、そんな「たまには浮気」組の一人でした。

「血液検査の結果だけで、ずっとスタチンを処方されています。池谷先生の本に、コレステロールの高い人は頸動脈のプラークを調べたほうがいいと書いてあるのを読んで、心配

になりまして」

とのこと。頸動脈エコー検査をすると、大きなプラークがいくつもできている。そこで、こうアドバイスしました。

「青魚の脂のEPAとDHAが含まれているロトリガという薬も飲んだほうがいいですね。スタチンだけより、脂質のバランスもよくなり、脳血管系の疾患の予防効果も高まります。

主治医の先生は、どういう性格ですか。怒りっぽい？　じゃあ、上手に嘘をついてください。たとえば、『身内に付き添って病院に行ったところ、頸動脈エコーという検査をしているのを見た。興味をそそられて自分も検査を受けてみたらプラークが見つかり、そこの医師から、主治医の先生に相談してロトリガも足してもらってはどうかとアドバイスされた』とかね。『友だちがEPAが入った薬を飲んでいて、その主治医も服用していると いうので自分も飲んでみたい』と話してもいい。

ただAさんの場合は、プラークがあることを主治医に知ってもらっておくべきでしょう。画像のコピーを差し上げますから、先生に見てもらってください」

うちのクリニックでロトリガを処方するのは簡単です。しかし、栃木在住の患者さんのことを考えるなら、家の近くのかかりつけ医に出してもらうのが一番。もちろん、こんな医師のもとに通っていたら「病院捕虜」になりかねないと判断した場合は、ほかの病院に転院するよう勧めますけどね。

そういえば、長年、血圧と高脂血症の治療で通っている主治医に、心房細動を見逃されていたFさんという患者さんもいました。

心臓は一定のリズムで動いているわけですが、それがバラバラになるタイプの不整脈の一つが心房細動。脳梗塞の原因になりかねませんし、心房細動が起こると心臓の働きが四〇パーセントぐらいにダウンしてしまうため、起こった瞬間に気が遠くなりかけたり、目眩を訴える人もいます。

ただ、その状態に人は慣れてしまう。普通自動車のエンジンが急に原付バイクのエンジンになってしまったような感じで、パワーがなくなっても走れることは走れるので、次第に平気になってしまうんですね。

そういう心房細動を放っておくと、それが発作性か持続性かにかかわらず危険な脳梗塞などを発症するリスクが高まります。心房細動とは心臓の上部にある心房というスペースが痙攣したようになる状態です。すると心房内の血流が滞って血のかたまり（血栓）ができやすくなります。この血栓が何かのきっかけで剝がれて血流に乗って頭へと流れ、脳血管を詰まらせて重症の脳梗塞を引き起こしたりする。元首相の小渕恵三さんや長嶋茂雄さんなども、発作性心房細動からきた脳梗塞だと考えられます。血栓は心臓を養っている冠動脈へ飛ぶこともあり、その結果、心筋梗塞になることもあります。また、急性動脈閉塞といって手指の動脈が詰まって指が腐ってしまう人もいる。

先ほどのFさんの場合は、心電図をとって危険な心房細動が生じていることが確認されていたにもかかわらず、適切な治療を受けていませんでした。長年、心房細動に伴う血栓に予防効果のないタイプの、血液をサラサラにする薬と降圧剤だけを処方されていたのです。幸い、うちのクリニックを受診されてから、適切な処方へ変更するとともにすぐ大学病院に紹介し、最終的にはアブレーション治療を受けていただきました。アブレーションというのは簡単に言うと、不整脈の原因となっている心臓の異常な電気回路を切ってしまう根治療法です。

Fさんのようなケースもあることから、生活習慣病であっても「たまには浮気」が大切なのです。

主治医の性格によっては「ほかのクリニックでこう言われた」などと正直に話をするとムッとして、別の薬を出すのを渋ったり、新たな検査をするのを嫌がったりする医師もいるでしょう。だから私は、医師がカチンとくることのないような嘘のつき方を、主治医の立場に立って考え、患者さんに教える。薬ではなく、「嘘」を処方するわけです。

薬を飲んでいないのに飲んでいると話すような治療の妨げとなる嘘はいけませんが、自身の健康を守り、医師との関係を良好に保つための嘘なら、積極的につくべき。まさに「嘘も方便」です。

## 後ろ向きに迷わない

ファーストオピニオンにもセカンドオピニオンにも納得がいかなかったり、二人の医師の意見の違いに迷ったりして、サードオピニオンを求める人もいます。

がん専門医でも迷うほど治療法の選択肢が多く、新しい治療法の臨床試験も行われている前立腺がんなどの場合は、それぞれの療法に秀でた病院にアクセスしてみる価値があるかもしれません。しかし、標準的な治療法が確立している胃がんなどは、セカンドオピニオン先を入念に選び、一回で終わりにすべきでしょう。「第三の意見」を聞くメリット以上に、貴重な時間を無駄にして治療効果を損ねたり、治療の機会自体を逸したりするリスクのほうが大きいですからね。

サード、フォースと転々としてしまう「がん難民」にならないよう、迷ったときほど自分の心としっかり向き合い、「この迷いは前向きか、後ろ向きか」と問いかける癖をつけてください。主治医やセカンド医の診断を受け入れたくなくて、違う病院に行こうとしているのではないか。「もっといい治療法」ではなく、自分が望んでいることを言ってくれる医師を求めているだけじゃないか……とね。

## ネット情報と賢くつき合う

インターネットで情報を得る際も、注意が必要です。

第二章でも書きましたが、ネットの情報は玉石混交で、信頼性に欠けるものも多い。また、患者さん個人の体験記は真実であっても、病状や治療の効果は一人ひとり異なります。あくまで参考程度にとどめ、振り回されないよう気をつけてください。

本人は幅広く多様な情報を集めているつもりでいても、実は情報が偏っていたということも、しばしば起こります。

「確証バイアス」という心理学用語をご存じでしょうか。人間は自身の見たいものを優先して取り入れ、見たくないものは避けようとする傾向があります。自分にとって心地よくない情報について考えることが、脳の負担になるためです。そんな「認知の歪み」を、確証バイアスと呼んでいます。

どんなに論理的な人でも、無意識のうちにバイアスがかかってしまう。自分の仮説や信念、希望などを補強するような情報に注意が行き、否定する情報は軽視してしまう傾向があるのです。自身の病気のこととなれば、なおさらでしょう。

さらに、インターネットの「レコメンド機能」も情報を偏らせます。オンラインショッピングを利用すると、閲覧・購入したものに関連するさまざまな商品が画面に表示されますね。ユーザーの嗜好をＡＩで分析し、その人が興味をもちそうな情報を予測して推薦するシステムがレコメンド機能です。

検索エンジンで調べものをしたりニュースサイトを見たりした場合も、同様の分析が自動的に行われ、個々のユーザーの関心に沿った情報が画面の上位に数多く表示されるようになります。「自分で能動的に調べたのだから、客観的な中立情報のはず」と考えがちですが、実は違う。あなたに合わせて最適化された情報の山の中から、選ばされているのです。

インターネットで検索するときは、こういった点に気をつけて賢く活用することが大事。

また、公的機関や大学、病院など信頼性の高いサイトを中心に見ていくことをお勧めします。病名とともに「site:go.jp」と打ち込むと厚労省をはじめとする行政機関のサイトだけが表示され、「site:ac.jp」を加えれば大学や研究機関のサイトに絞り込まれます。

医師や研究者が書いたものでも、古い記事や論文には要注意。病気のガイドラインは三～五年で変わるので、アップされた年や更新日を確認する癖をつけましょう。

## 社会や制度が生み出す難民

「病院難民」に関する本を書いていると知り合いに話したら、こんな悩みを切々と語り始めました。

「私の母も、ずっと難民状態。脳梗塞で倒れてから寝たきりで入院しているんですが、三カ月ごとに病院を出されてしまう。転院先を探すのが本当に大変で……」

確かに「病院難民」と聞くと、いわゆる「入院九〇日ルール」ゆえに医療機関を転々としなければならない、こちらのタイプを思い浮かべる人も多いかもしれませんね。

少子高齢化が進む中、増加する一方の医療費を削減するために、国は入院治療期間を短くし、在宅医療へと転換する政策を進めてきました。たとえば、七五歳以上の後期高齢者が一般の病院に入院した場合、重篤な副作用のある治療を受けているといった特定の条件に当てはまるケースを除き、九一日目から診療報酬が三分の二以下に減額され、医療機関は検査や投薬をしても十分な料金を請求できなくなります。

つまり、こういう患者さんを長く入院させていると、病院側としては儲かるどころか赤字が嵩む一方。治療の必要な次の患者のためにもベッドを空けなければなりません。そこで、入院して三カ月経ち、医療の必要性が低い高齢患者には、治っていなくても退院や転院を勧めざるをえなくなるわけです。

また、認知症や脳卒中による後遺症など、医療の必要性は低いけれど自宅での介護が難しい高齢者を長期間受け入れていた介護療養型の医療施設も、二〇一七年度で廃止になりました。国が廃止の方針を発表した〇六年、介護療養病床は全国で約一二・二万床あったのですが、次々と廃業していき、それから一〇年で五・九万床に減少。残っている病院も今後、介護医療院や介護老人保健施設などへの転換を迫られます。スムーズに転換できても、受け入れ側の絶対数が減るのは確実ですから、病院難民・介護難民化する高齢者はさらに増えていくでしょう。

しかも、この先には「二〇二五年問題」も待ち受けています。世界でも類を見ないスピードで少子高齢化が進んでいる日本では、二〇二五年に団塊の世代すべてが後期高齢者になり、全人口に占める七五歳以上の割合が一八パーセントに。六五歳以上は三〇パーセントを超えると推計されています。

高齢者が増えれば、医療費や介護費も増加します。一方、それら社会保障財政の担い手である現役世代（二〇〜六四歳）の人口は減少する一方。一九五〇年代には現役世代約一〇人で高齢者一人を支えていましたが、二〇一五年には二・一人で一人。二〇二五年には一・八人で一人を支えなければならなくなります。財政面だけでなく、医療や介護現場の人手不足も、今以上に深刻になるのは確実でしょう。

こういった、社会構造や制度ゆえに生まれる難民については、残念ながら一介の臨床医である私にはどうしようもありません。しかし、病気を早期に見つけたり、病気になりにくい体をつくるためのアドバイスなら可能です。健康であれば病院難民になることもないわけですから、これが最強の防御法と言うこともできますね。

このあとのページで、人生の節目で最低限受けておきたい検査や、習慣にしたい運動などについて紹介しています。ぜひ参考にしてください。

## 受けておくべき検査は何か

### 四〇代になったら「血管力」をチェック

厚生労働省の「平成二八年　国民生活基礎調査」によると、過去一年間に健康診断や人間ドックを受診した人（二〇歳以上）は、六七・三パーセント。だいたい三人に一人は受けていないことになります。受けなかった理由のベストスリーを多い順にあげると、「心配なときはいつでも医療機関を受診できるから」「時間がとれなかったから」「めんどうだから」でした。

今この本を手にとってくださっているあなたは、どうですか。自営業者や専業主婦、リタイア組の中には、もう何年も健康診断を受けていないという人も多いのではないでしょうか。

四〇代以降は、糖尿病、高血圧症、脂質異常症になるリスクが急上昇します。四〇歳を過ぎたら、年に一度の健診は必須です。その結果、血糖値や血圧、血中の脂質が高かった場合は、さらに血管年齢検査と頸動脈エコー検査を受けることをお勧めします。

●血管年齢検査

全身に張り巡らされ、細胞に必要な栄養や酸素を送っている血管は、加齢とともに硬くなり、しなやかさを失っていきます。血管の劣化具合が何歳ぐらいに相当するかを、「脈波」を利用して調べるのが血管年齢検査です。

脈波というのは、心臓から血液が送り出されるときに血管の内圧や容積がどのように変化するかを波形のグラフで描いたもの。血管の状態によって波形が微妙に異なるので、そこから動脈硬化がどの程度進行しているかを知ることができるのです。

血管年齢を知る検査には次の二つがあり、どちらもすぐ結果が出ます。実年齢より血管年齢が一〇歳以上高い場合は、要注意です。

加速度脈波検査……人差し指をセンサーに入れて脈波を記録し、その波形を数値化して血管年齢を推定します。二〇秒程度でできる簡単な検査ですが、指先の脈拍で計測するため、その日の体調や緊張によって変化する「末梢血管」のコンディションに応じて、数値に大きな変化が生じやすいのが特徴です。

血圧脈波検査………仰向けに寝た状態で、両腕・両足首の血圧と脈波を同時に測定。動脈壁を伝わる脈波の速度から血管年齢を推定します。所要時間は五～一〇分程度。加速度脈波検査よりも太い動脈や手足の血管の硬さを反映した血管年齢が導き出されます。

●頸動脈エコー検査

第二章の「生活習慣病こじらせ」難民のところで詳述した「小籠包プラーク」のことを覚えていますか。動脈硬化の初期段階で血管の内側の壁にできる、小籠包のようにやわらかく破れやすい瘤です。この小籠包プラークは、血管の硬さから血管の老化度を推定する加速度脈波検査や血圧脈波検査では見つけるのが難しい。プラークがたくさんできて動脈の壁全体がある程度、硬く分厚くなってからでないと、血管年齢の老化として検出されないからです。

そんなとき力を発揮してくれるのが頸動脈エコー検査です。心臓から脳に血液を送っている頸動脈に超音波を当てて観察するもので、所要時間は一〇～二〇分ぐらい。この方法なら、まだ小さくやわらかいプラークも発見できます。血管年齢は歳相応だったのに、頸動脈エコーを受けてもらったところ数カ所にプラークが見つかったという人も少なくありません。

血管全体の硬さがわかる血管年齢検査と、内壁のプラークの有無がわかる頸動脈エコー検査を用いてダブルチェックすることで、現在の「血管力」を知ることができます。

血管力というのは私が考えた言葉で、「血液をスムーズに循環させることのできる血管の能力」。血管全体がしなやかさを保ち、内壁も滑らかであれば、血管力が高いことになります。歳を重ねても健康で若々しくいられるのです。

この二つの検査は、健康に対する意識を高め、やる気を引き出すという点でも大いに役立ってくれます。

第二章で書きましたが、自分の頸動脈にプラークがポコポコできているのをエコー画像で目の当たりにすると、どんなに楽天的な患者さんも衝撃を受け、危機感を抱きます。それまで何度も禁煙に失敗していた人がすっと煙草をやめられたり、大のお酒好きが酒量を減らして腹八分目を心がけるようになったりするのです。

血管年齢検査は頸動脈エコーほどのインパクトはありませんが、わりと短期間で努力の成果が数字として表れます。

たとえば、実年齢五五歳・血管年齢七二歳だった男性は、生活習慣を改善し、薬を飲み始めて三カ月で血管年齢が五歳、半年で一〇歳若返りました。以前は運動を始めても三日坊主で終わっていたのに、「自分の実年齢まで血管を若返らせてみせますよ」と、今も一日おきにウォーキングとジム通いを続けています。

生活習慣病の人やその予備軍だけでなく、今のところ健診で問題がないという人も四〇歳を超えているなら、一度これらの検査を受けてみてください。健康づくりのモチベーションが高まるはずです。


**がんのリスクは、四〇代、五〇代から急上昇**

「がん検診、ちゃんと受けていますか？　必ず受けてくださいね」

私のクリニックに通院している四〇歳以上の患者さんには、定期的にそう念押しすることにしています。

一九八一年からずっと日本人の死因の第一位は、がん。がんによる死亡者数は年々増え続け、二〇一五年には約三七万人が亡くなっています。その多くは高齢者ですが、がんになるリスクは四〇代、五〇代から上昇し始めます。

がん研究振興財団による「がんの統計'17」によると――。

男性の場合、胃がんの罹患率は四〇代後半から増加傾向となり、五〇代後半から急増。七〇代後半から八〇代前半でピークに達します。肺がん罹患率も四〇代後半から増えていき、八〇代半ばまで急増し続ける。大腸がんは五〇代から増え、八〇代前半でピークを迎えます。

女性の場合も、胃がんは五〇代後半から、肺がんは五〇代前半から、大腸がんは四〇代前半から急増し、加齢とともに増え続けます。

一方、女性ホルモンとの関連が深い乳がんは、三〇代から増え始め、四〇代後半でピークに達し、六五歳ぐらいから少しずつ減っていきます。また、子宮がんだけは、子宮頸がんの発生にウイルスの感染が深く関わっているため二〇代後半から増加し、五〇代で最も罹患率が高くなります。

## がん検診、何を何年おきに受けるべきか

胃がん、肺がん、大腸がん、乳がん、子宮頸がんは、検診で早期に発見でき、治療によ

って死亡率が低下することが科学的に証明されています。だから厚労省の指針で、この五つのがん検診を自治体や企業などが実施しているわけですね。

それを利用すれば、四〇歳以上（子宮頸がんは二〇歳以上）なら誰でも無料もしくは安く検診を受けることができるのに、残念ながら受診率は低い。最も受診者の多い肺がん検診でさえ男性五一パーセント、女性四一・七パーセントです。胃がんは男性四六・四パーセント、女性三五・六パーセント。大腸がんが男性四四・五パーセント、女性三八・五パーセント。乳がんと子宮頸がんは、それぞれ三六・九パーセント、三三・七パーセントにすぎません（厚生労働省「平成二八年　国民生活基礎調査」）。

がん検診を受けていない患者さんたちに理由を聞くと、「忙しい」「面倒」といったことに加え、「がんが見つかったら嫌だ。知りたくない」マインドも大きく影響しているようです。しかし、それは怖いからと目をつぶって車の運転をするようなもの。非常に危険な行為だと思います。

がんは、なんといっても早期発見・早期治療です。高血圧などの持病で定期的に病院通いをしている人も、「医師に診てもらっているから、わざわざ検診を受けなくても大丈夫だろう」などと油断しないこと。

かかりつけ医は全身管理医ではありません。もちろん、患者さんが気になる咳をしていたのでピンときて肺のエックス線検査を勧め、それでがんが見つかったというようなケースもありますよ。ただ症状が現れる前の段階では、どんな名医だろうとピンときたりはしない。自分の身は自分で守るというスタンスで、定期的にがん検診を受けてください。

では何を、どのぐらいの間隔で受けたらいいのか。人間ドックのメニューにはさまざまながん検診が載っていますが、ここでは私が日頃、患者さんたちに「少なくともこれだけは必ず」とアドバイスしているものを紹介しておきましょう。

## 胃がん――エックス線検査より胃カメラ&ピロリ菌検査

胃がんの初期は自覚症状がほとんど現れないので、早期発見のためには積極的に検査を受けるしかありません。厚労省は現在、五〇歳以上に二年に一度、胃部エックス線検査か内視鏡検査（胃カメラ）を受診するよう推奨しています。よく「どちらを選ぶべきでしょう」と質問されますが、私のお勧めは断然、胃カメラです。

胃を膨らませる発泡剤と、バリウムを飲んでから写真を撮るエックス線検査は、市区町村や企業の健診で広く実施されてきました。その最大の理由は、コストが安く、医師ではなく診療放射線技師が行うことができるためでしょう。胃がんの早期発見を目的として考えるなら、胃壁を直接目で見ることができる胃カメラにはかないません。エックス線検査で、小さな病変や凹凸の少ない平坦ながんを見つけるのは難しいのです。

唯一、スキルス胃がんに関しては、胃の壁の中に浸潤して粘膜の表面にあまり病変が現れないので、胃全体の形状を浮き彫りにするエックス線のほうが発見しやすいといわれています。ただ、スキルス性のものは胃がん全体の一〇パーセント程度ですし、経験豊富な消化器内科医なら胃カメラでもスキルス胃がんを見つけられるでしょう。

それに、エックス線検査で何か異常が見つかれば、結局、内視鏡検査を受けなければなりません。最初から胃カメラにしておいたほうが効率的というものです。また、胃カメラなら食道や十二指腸も直接観察することができます。被曝の心配もありません。

胃カメラはつらいというイメージをもっている人が多いようですが、最近はカメラが小型化し、鼻から管を通すタイプも出てきて、だいぶ楽になりました。胃がんの罹患リスクが上がる四〇代後半になったら、定期的に内視鏡検査を受けることをお勧めします。

では、どのぐらいの間隔で検査したらいいか。これは、ピロリ菌に感染しているかどうかで違ってきます。

胃の中に棲みつくヘリコバクター・ピロリのことは、ご存じですよね。そう、胃や十二指腸の炎症や潰瘍を引き起こすだけでなく、胃がんの発生にも大きく関わっている悪名高き細菌です。

胃がん患者の胃を調べたところ、九八パーセントからピロリ菌が見つかったという研究報告もあるほど。もちろん、感染したからといって必ず胃がんになるわけではありませんが、長期間放置し続けていると胃粘膜が萎縮していき、将来、胃がんになるリスクが高まります。

日本人のピロリ菌保菌率は、出生年によってだいぶ差があります。二〇〇〇年生まれで六・六パーセント、一九九〇年生まれで一五・六パーセントと若い世代は低い一方、一九六〇年生まれだと約五〇パーセントに跳ね上がり、一九四〇年以前に生まれた世代では六〇パーセント以上。

高齢者ほど保菌率が高いのは、かつて生活用水として使われていた井戸水などから感染したためです。上下水道が整備された現代でも、保菌者が子どもや孫に口移しで食べ物を与えたりすれば、うつる恐れがあります。

五〇歳以上の人は感染している確率が高いので、ピロリ菌検査を受けておきましょう。

ちなみに感染するのは、基本的に免疫力の弱い乳幼児期だけ。一度検査すれば、生涯、ピロリ菌の心配をせずにすみます。

検査法は、胃カメラを使うタイプと使わないタイプ、大きく二つに分かれています。血液や尿の中にピロリ菌の抗体があるかどうかを見る抗体測定、便で調べる糞便中抗原測定、試験薬を飲んで呼気中の二酸化炭素量の変化をチェックする尿素呼気試験法などなら、胃カメラより簡単に受けられ、体への負担もありません。

特に私がお勧めしているのが、ABC検診。血液を採取して、ピロリ菌に対する抗体と、胃粘膜の萎縮度を反映するペプシノゲンの量を測り、その組み合わせから胃がん発生のリスクをA、B、C、Dの四群に分けて判定する方法です。最近は、市区町村や企業の健康診断でも、ABC検診を行うところが増えてきました。

ピロリ菌陽性で、さらに胃カメラで胃潰瘍や十二指腸潰瘍、胃炎と診断された場合は、保険で除菌することができます。まだそれらの病気になっていなくても、早めに自費で除菌すべきでしょう。一日二回、七日間薬を服用する治療法の成功率は、七五～九〇パーセント。一度で完全に除菌できなくても、二度行えばほぼ確実に菌が消えるといわれています。

除菌すれば、胃がんのリスクも確実に低下します。ただ、保菌していたことによる影響は残るので、除菌後も少なくとも二年に一度は内視鏡検査をしたほうがいいでしょう。ABC検診でピロリ菌もペプシノゲンも陰性の「A群」だった人は、五年ごとの胃カメラでも十分だと思います。

## 肺がん——エックス線検査とCTを組み合わせる

すべてのがんの中で、肺がんの罹患数は大腸、胃に次いで三番目ですが、死亡数はトップ（がん研究振興財団「がんの統計 '17」）。命を落とすリスクが最も高いがんといえます。

市区町村や企業の肺がん検診といえば、年に一度の胸部エックス線検査（レントゲン）が一般的ですね。しかし、レントゲンの有効性にはちょっと問題があります。肺の三分の一ぐらいが心臓や横隔膜、血管などと重なってしまうため、小さな病変を見つけにくい部位があるのです。たとえば、肺野部（肺の奥のほう）にできたがんなら早期に見つけられても、肺門部（肺の入り口の太い気管支）の小さながんを検出するのは難しい。

だから早期発見という点からいえば、CT検査のほうが優れています。CTは、体の周囲を回転しながらエックス線を照射し、得たデータをコンピュータで3D画像にするので死角がなく、解像度も高い。肺がん発見率はレントゲンの一〇倍といわれています。

ただ、CTはレントゲンより費用がかかるうえ、被曝量も一〇〇倍以上。これといった症状もないのに毎年受けるのは、あまりお勧めできません。そこで私が提案しているのが、「組み合わせ方式」です。

近年、従来のCTより被曝量が低い低線量機器を導入する医療機関が増えてきました。肺がん罹患率が急増する五〇歳以上の人は、まず一度、肺の低線量CTを撮ってみる。異常がなければ、その後は年に一度のレントゲンに切り替え、五年経ったらまたCTを受ける――という具合にCTとレントゲンを組み合わせるスタイルです。

「私は煙草を吸わないから検査なんか必要ない」と言う人も多いようですが、油断してはいけません。確かに、煙草は肺がんのリスク要因。吸う人は吸わない人に比べ三～五倍ほど発症リスクが高まるといわれているので、非喫煙者は大丈夫と考えがちです。

しかし同じ肺がんでも、本人の喫煙との関連が非常に大きいがんと、そうでもないタイプがあります。実は、肺がんの中で最も多い肺腺がんは後者。一度も煙草を吸ったことがなくても、このがんになってしまう人は大勢いるのです。

肺腺がんの原因の一つが、煙草を吸う人の近くにいることで煙を吸い込む「受動喫煙」。

また、大気汚染や女性ホルモンも関わっていると考えられています。誰もが肺がん検診を受けたほうがいい理由、わかっていただけたでしょうか。

## 大腸がん――五〇歳以上は一度、内視鏡検査も

がんの中で罹患数が最も多い大腸がん。大腸がんが増えているのは、肉類の摂取量が増えたからだといわれています。また、運動不足で座っている時間が長いと、大腸がんの中でも特に結腸がんのリスクが高まることもわかっています。

大腸がんの検査で広く行われているのが、安くて簡単で体に負担のない便潜血検査。大腸がんは、腸の壁にできるイボのような突起＝ポリープから始まります。腸の中を便が通過するときポリープを傷つけ出血することがあるので、それをチェックするわけですね。

もちろん、良性のポリープや痔でも便に血が混じること、逆に、がんがあっても血が混じらないケースも多々あります。日本消化器病学会によると、便潜血検査を一万人受けて陽性になるのは五〇〇～一〇〇〇人。そのうち、精密検査で実際に大腸がんと診断されるのは、一〇～一五人程度です。

便潜血検査には、二回分の便を調べる「二日法」と一回のみの「一日法」とがあります。

より精度の高い二日法がお勧めですが、一日法でも毎年受診すれば、大腸がんによる死亡率を六〇パーセント減らせるといわれています。

陽性と判定された場合、大腸内視鏡による精密検査を保険適用で受けることができます。ところが、「どうせ痔の出血に違いない」などと自己判断し、放っておく人が多い。また、「お尻を見られるのが恥ずかしい」といった理由で大腸内視鏡検査を嫌がる人も少なくありません。

確かに、肛門から内視鏡を挿入する内視鏡検査に抵抗感を抱く気持ちは理解できます。検査前に大量の下剤を飲まなければならないのも、つらい。しかし、直腸から盲腸まで大腸全体の粘膜を直接観察できるだけに、小さな病変でも発見可能。大腸がんを早期に見つけるうえで、これに勝る検査法はないのです。

便潜血検査で陽性になったら、放置して手遅れになることのないよう、すぐに大腸内視鏡検査を受けてください。たとえ陰性でも、五〇歳を過ぎたら一度、内視鏡で大腸全体をチェックすることをお勧めします。そして、将来がん化する恐れのある腺腫性ポリープが見つかったら、取り除いておく。小さなポリープであれば検査中に切除し、がんを予防できるのも、内視鏡検査のメリットです。

腺腫があった人は、その後も一年か一年半ごとに大腸内視鏡検査を受け、フォローしていきましょう。五〇歳以上で腺腫がなければ、大腸がんになりにくい体質といえますが、毎年の便潜血検査は必須。さらに五年後、一〇年後などの節目で、また内視鏡検査を受けるといいでしょう。

## 乳がん——乳房のタイプや年齢でマンモかエコーを選択

乳がんになる人の数は年々増加しています。女性では、一九九〇年代後半に胃がんを抜いて以降、すべてのがんの中で最も罹患数が多く、先述の「がんの統計'17」によれば九万人近い。現在、生涯に乳がんを患う日本女性は一一人に一人といわれています。

乳がんが増えた大きな要因と考えられているのが、日本人の栄養状態や体格がよくなって初潮が早く閉経が遅くなったために、女性ホルモン、エストロゲンの分泌期間が昔より長くなったこと。エストロゲンは女性の体にとって大切な働きをしていますが、一方で、乳がん細胞の分裂や増殖を促す作用もあるのです。

厚労省は四〇歳以上の女性に、二年に一度、マンモグラフィー（マンモ）による検診を推奨しています。乳房を二枚の板に挟んで薄くのばし、エックス線で撮影するマンモは、

「石灰化」を見つけるのが得意。がんが増殖していく過程で生じる分泌物や、栄養不足で壊死したがん細胞にカルシウムが沈着すると、石灰化と呼ばれる現象が起こるのです。

ただし、石灰化が見つかったからといって乳がんとは限りません。むしろ、加齢などによる良性のものがほとんど。マンモでひっかかって精密検査を受け、実際にがんだったケースは、がん好発年齢の四〇代でも〇・二〜〇・三パーセントといわれています。

乳房は、主に脂肪と乳腺組織からできており、マンモの画像では脂肪が黒く、乳腺は白く写ります。やっかいなのは、がん細胞も白く写ること。脂肪の割合が高いタイプの乳房なら、全体が黒っぽいため白いがん細胞を見つけやすいのですが、乳腺が多いタイプだと、「雪山で白ウサギを探すようなもの」と形容されるほど見分けづらい。

乳房内の乳腺濃度が高い乳房のことを、医学用語で「デンスブレスト」といいます。一般に、大きな乳房は脂肪が多くて乳腺濃度が低く、小さな乳房は脂肪が少なく乳腺濃度が高くなりがちです。日本女性の場合、五〇歳以下では七〜八割がデンスブレストだという研究報告もあります。

さらに、若い女性は乳腺が発達しているため、マンモで異常を発見するのが難しい。つまり、自分の乳房のタイプや年齢によって検査法を選ぶことが大切なわけですね。

たとえば、二〇～三〇代は、マンモよりエコー（超音波）検査のほうがお勧め。超音波なら、乳腺濃度が高くても病変を見つけられますし、被曝の心配もありません。四〇歳前に乳がんになるケースは稀ですが、もし血縁者に五〇歳以下で乳がんや卵巣がんになっている人がいる場合は、若いうちから一年に一度、エコー検査を受けるようにしたほうが安心でしょう。

四〇～六〇代半ばぐらいは、人によりけりです。まず一度マンモを受けてみて、自分の乳房のタイプを医師に確認してみてください。デンスブレストだったら、マンモだけでなくエコーも二年に一度受けるか、マンモとエコーを交互に受けることをお勧めします。六〇代後半以降は、二、三年に一度のマンモでいいでしょう。

ただし、定期的に検診を受けているから大丈夫と過信するのは禁物です。元プロレスラーでタレントの北斗晶さんは、毎年欠かさずマンモとエコー、触診を組み合わせて受けていたにもかかわらず、がんを発見できませんでした。彼女のように、乳頭の直下などに腫瘍ができた場合は検査で発見しにくい。また、半年ぐらいで急速に大きくなるタイプのがんもあります。

さらに、技師や医師の腕が悪ければ、小さな異変に気づくのは難しいでしょう。検診施設の中には、乳腺の専門ではない医師が検査を行っているところも少なくないので、要注意。特に乳がんの場合、専門医と専門外の医師では診断能力に大きな違いがあるのです。

たとえ腕のいい専門医でも、見落とすリスクがゼロとはいえません。何らかの異常があって、その部位を丁寧に調べる外来の診察と、全体をスクリーニングする検診では、どうしても差が出てしまいますからね。

乳がんはセルフチェックできるがんです。検診で異常なしと言われても、月に一度は自分の手で乳房全体を隙間なく触って、しこりなどの異常がないか確認する習慣をつけましょう。

しこりだけでなく、鏡に映して皮膚にひきつれやへこみがあるのに気づいたとき、うつぶせに寝て胸に痛みを感じたときなどは、すぐに乳腺専門医の診察を受けてください。

## 子宮がん――子宮頸がんは二〇代から要注意

子宮がんには、子宮の入り口にできる子宮頸がんと、子宮の奥にある内膜で発生する子宮体がんがあります。今のところ、検診によって死亡率が減少するとされているのは頸がんだけ。厚労省は二〇歳以上の女性に、二年に一度の子宮頸がん検診を勧めています。

がんは通常、高齢になるほど罹患リスクが上がりますが、子宮頸がんは例外です。二〇代から急増し、三〇代、四〇代で発症する人が特に多い。主に性行為によって感染するヒトパピローマウイルス（HPV）と深く関係しているためです。

HPVは、性体験のある人の半数以上が生涯に一度は感染するというありふれたウイルス。感染しても、たいていは免疫システムの働きで自然消滅します。ただ、免疫力の低下など何らかの理由でウイルスが体内に留まり続けると、五～一〇年以上後に子宮頸がんを発症してしまう恐れがある。

子宮頸がん検診では、視診・内診のほか、子宮頸部の表面をブラシなどでこすって細胞を採取し、異常がないか調べる細胞診を行います。近年、それにHPV検査をプラスした「併用検診」を行う自治体も増えてきました。HPV検査は、一五〇種類以上あるヒトパピローマウイルスの中でも特にがんを引き起こしやすい「ハイリスク型HPV」に感染していないかを調べるものです。

細胞診、HPV検査ともに異常がなければ、次回の検診は三年後でOK。細胞診が異常なしでもHPV陽性の場合は、一年後に受診するよう勧められます。お住まいの市区町村で併用検診を実施しているなら、ぜひ受けてください。細胞診単独より、がん化する前の異常を高い確率で発見できますからね。

早期の子宮頸がんは無症状なので、検診で見つけるしかありません。一方、子宮体がんのほうは、早期から不正出血などの症状が出やすい。ヘンだなと思ったら、すぐ婦人科で診察を受けることが大事です。

子宮体がんは更年期以降、特に五〇～六〇代に多い。女性ホルモンとの関係が深く、初潮が早く閉経が遅い人、妊娠・出産経験のない人などが発症しやすいといわれています。肥満や高血圧、糖尿病もリスク要因。当てはまる人は、自覚症状がなくても、閉経の時期に一度、婦人科でチェックしてもらいましょう。

# 第五章　健康寿命を延ばす体のメンテナンス法

## 簡単体操で「ネンネンコロリ」を遠ざける

### 長寿大国日本は、寝たきり期間も長い

日本人の平均寿命は延び続けています。二〇一七年の段階で、男性八一・〇九八歳、女性八七・二六歳。二〇年以上前から、世界トップクラスの長寿国の座を維持している。

では、健康寿命はどうでしょう。健康寿命というのは、日常生活に支障が出るような病気にかかったりせず、心身ともに自立して過ごせる期間のこと。こちらは二〇一八年三月に厚労省が公表した二〇一六年のデータが最新ですが、男性七二・一四歳、女性七四・七九歳。同年の平均寿命と比べると、男性で約九年、女性で一二年以上の差があります。

欧米諸国の場合、この差は七~八年程度。長寿大国・日本は残念ながら、高齢者が「自立して健康的に過ごせない」期間が長い国でもあるのです。「ピンピンコロリ」――元気に長生きして病気で苦しむことなく逝きたいと願っていても、それが叶う人は少ない。現実には、長く寝ついて「ネンネンコロリ」になってしまっている……。これもまた、「病院難民」の多さにつながっているといえるでしょう。

せっかく長生きするなら、最後まで体も頭も元気で過ごしたいですよね。介護が必要となる原因の第一位は認知症で、要支援・要介護者全体の一八パーセントを占めます。第二位が脳卒中（脳梗塞、脳出血、くも膜下出血）で一六・六パーセント（厚生労働省「平成二八年国民生活基礎調査」）。

医療技術が進歩したおかげで、脳卒中や心筋梗塞、大動脈瘤破裂などの血管事故で倒れても、八割近くが命を落とさずにすむ時代になりました。その一方、かろうじて助かったものの、麻痺などの重い後遺症が残ったり、脳血管性の認知症につながってしまうケースも非常に多い。血管事故は再発しがちなので、一度目は比較的軽くてすんだという人も、油断できません。

### 血管の老化が、全身の老いにつながる

血管事故による突然死や寝たきりを防ぐ鍵となるのが、第四章の検査のところで詳述した「血管力」。血管全体がしなやかさを保ち、内壁も滑らかで、血液をスムーズに循環させることのできる力です。

「近代臨床医学の父」と称されるカナダ出身の内科医、ウイリアム・オスラー博士は、

「人間は血管とともに老いる」という名言を遺しています。血管の老化が全身を老化させる根本的な原因になると訴えたわけですね。

血管は、加齢とともに硬く厚くなり、血液が流れる内腔も狭くなっていきます。ただし、動脈硬化と呼ばれるこの血管の老化現象は、年齢に比例するわけではありません。

高齢になっても、血管のしなやかさを維持できれば、体の隅々まで血液を滞りなく運ぶことができるので、若々しく元気でいられる可能性が高いでしょう。逆に、若くても動脈硬化が進んでしまうと、ちょっとしたきっかけで血管が切れたり詰まったりしやすくなり、脳卒中や心筋梗塞、大動脈解離などを起こしかねない。

その違いは、主に日々の生活習慣によって生じます。暴飲暴食、喫煙、寝不足、運動不足……そんな不摂生を続けている人ほど、血管の老化スピードがどんどん加速。特に大動脈の老化が進むと、重大な疾病のリスクが高まるわけです。

この章では、血管力を高める体操を紹介しています。長年の不摂生で血管力が低下してしまった人も、あきらめてはいけません。一日でも早くスタートし、習慣にすれば、今より確実に血管が若返ります。

## いつでも、どこでも楽しくできる「ゾンビ体操」

内科、循環器科を専門とする私のクリニックには、高血圧や脂質異常症、糖尿病など生活習慣病の患者さんがたくさんやってきます。生活習慣病の治療に、運動療法は不可欠。診察の際、一人ひとりに運動の大切さを説明し、より効果的なウォーキングの仕方や運動法などを具体的に指導してきました。

みなさん、そのときは納得し、「やってみます」とおっしゃいます。ところが、次の診察の際に、「運動、続けていますか？」と尋ねると、「いやあ、ちょっと忙しくて」「このところ寒い（暑い）から」「膝（腰）が痛くて」「花粉症がひどいから」などなど……。言い訳はさまざまですが、何もしていないという人がほとんど。当然のことながら、検査数値も改善に向かう兆しが見えません。

このままじゃ、いけない。いつでも、どこでも簡単にできて、大の運動嫌いや膝などに痛みのある人でもやる気になるような楽しい運動はないだろうか、と考えて編み出したのが「ゾンビ体操」です。脱力した動きが、なんとなくゾンビっぽくてユーモラスなので、そう名づけました。

早速、患者さんに紹介したところ、「面白い」「これなら私にもできる」と大好評。みなさん楽しんで実践し、どんどん元気になっていきました。コレステロールや中性脂肪の治療薬が不要になった人、降圧剤を減らすことができた人、食事療法だけではなかなか改善しなかった血糖値が下がった糖尿病の患者さんもたくさんいます。

## 「ゾンビ体操」の動きの基本

ゾンビ体操は血管力をアップするだけではありません。肩凝りや腰痛の改善、骨粗鬆症予防、ストレス解消など、さまざまな効果があります。それらになぜ効くのかを説明する前に、まずやり方からご紹介しましょう。

### ●初級バージョン

① お腹と背中をくっつけるようなイメージで下腹をグッとへこませ、背筋を伸ばして立ちましょう。顔もまっすぐ前に向けてください。耳、肩、腰、足のラインが一直線に並ぶのがベストです。

② 両肩を思い切り上げてから、ゾンビになったつもりで完全に力を抜き、両腕を体の側面に沿ってダランと垂らします。背中を丸めたり、頭や顎を前方に出さないよう

●ゾンビ体操　初級バージョン

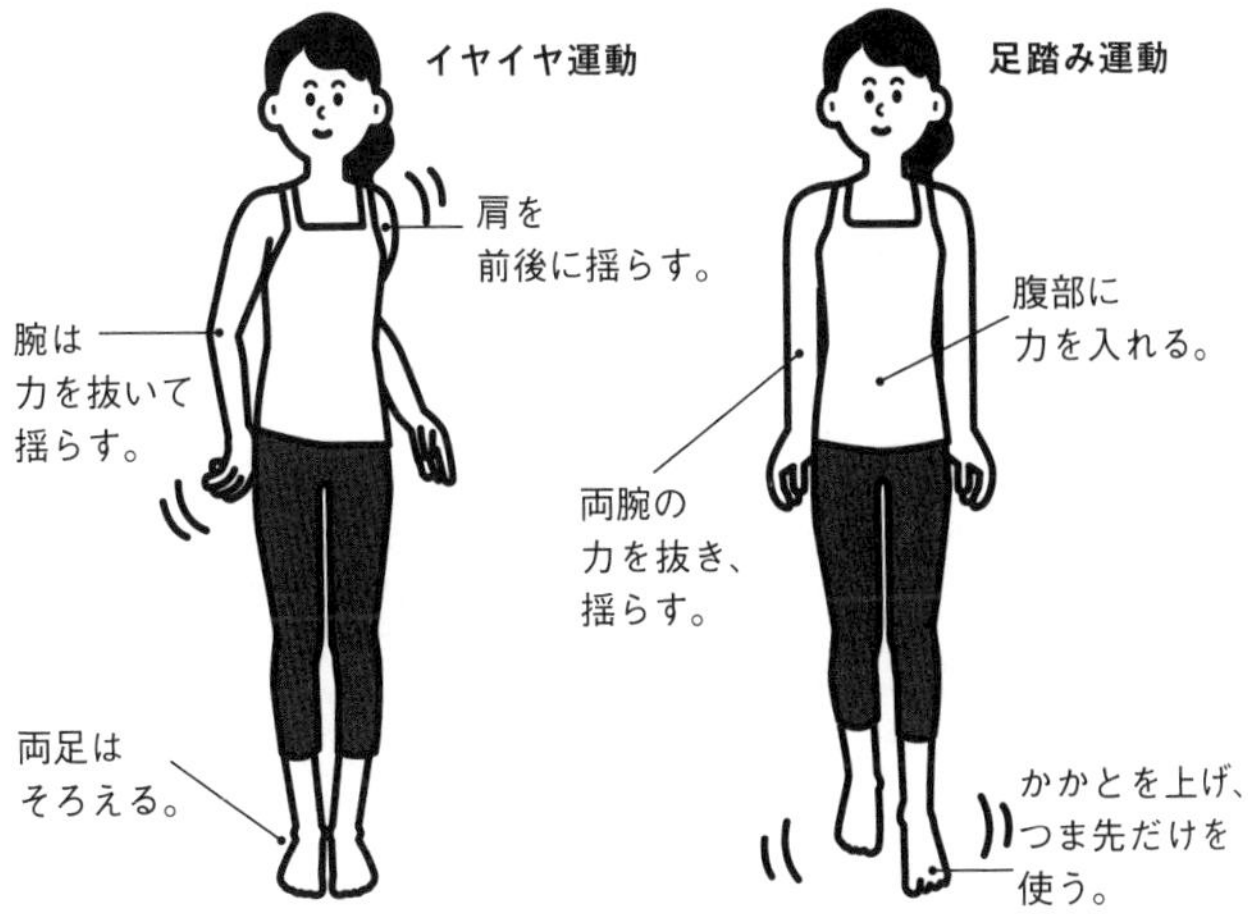
イヤイヤ運動
肩を前後に揺らす。
腕は力を抜いて揺らす。
両足はそろえる。
足踏み運動
腹部に力を入れる。
両腕の力を抜き、揺らす。
かかとを上げ、つま先だけを使う。

注意。脱力するのは、肩と腕、手指だけです。

③　②の姿勢をキープしたまま、その場で小刻みに足踏みをしましょう。可能なら、かかとを少し浮かせて、つま先だけを床につけてください。最初はゆっくり、慣れてきたら少しずつスピードアップ。最終的にジョギングぐらいの速さ、「その場ジョギング」状態になるのが理想です。

　このとき、意識して腕を振ろうとしないこと。肩から指先までの力が完全に抜けていれば、足の動きにつれて腕が自然にブラブラ揺れるはずです。

④　足踏みをやめて、子どもがイヤイヤをするときのように両肩を前後に動かし、上

半身をひねります。お腹に力を入れ、背筋を軸にして、腕の力を抜いたまま、なめらかに行うのがコツです。両腕と両手は、肩の動きにつれてブラブラと揺れるがままにしてください。

※まず③の「足踏み運動」を、一五～六〇秒行います。次に④の「イヤイヤ運動」を一五～六〇秒。これを一セットとして、三セットを朝、昼、夜と一日三回行いましょう。無理せず、自分のペースで続けることが大事。きついと感じたときは、スピードや長さ、回数を調節してください。

●上級バージョン

慣れてもの足りなくなってきたら、足踏みのスピードを速めた「その場ジョギング」と「イヤイヤ運動」を同時に行う「ゾンビ体操」上級バージョンにトライしてみましょう。二つ一緒に行うことで、より効果がアップします。

①「その場ジョギング」＋「イヤイヤ運動」を一分間行います。ジョギングの際に肩が自然に動きますが、この動きを大きくして脱力した両腕を振って「イヤイヤ運動」をしましょう。

●ゾンビ体操　上級バージョン

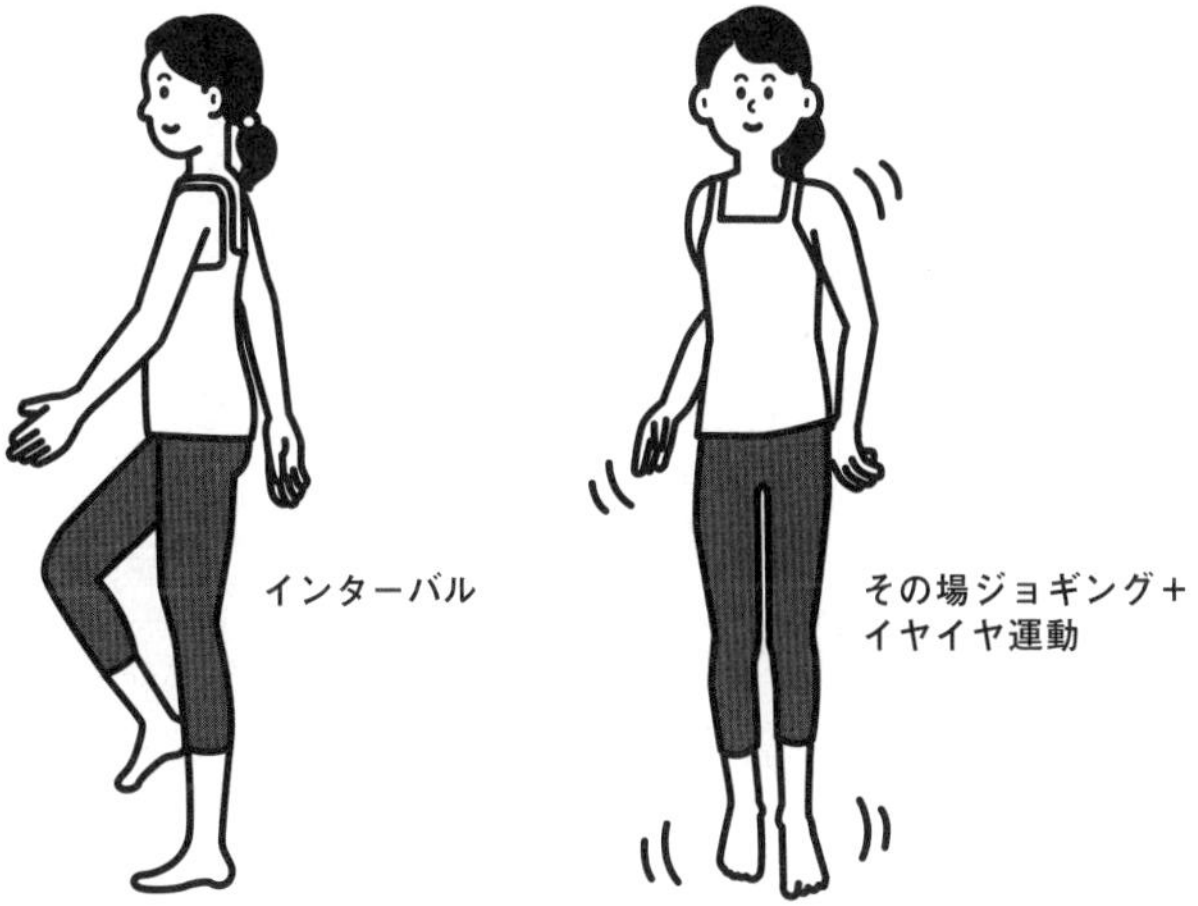


② 次に、三〇秒のインターバルを。インターバル中は、両手を大きく振りながら、ゆっくり足踏みし、呼吸を整えてください。

※これを一セットとして、三セットを一日三回行うのが基本です。YouTubeに「池谷敏郎 Official Channel」があり、ゾンビ体操の方法などを動画配信しています。ぜひチャンネル登録してご覧ください。

## 「ゾンビ体操」が生活習慣病に効くメカニズム

こんな簡単な体操で本当に効果があるんだろうか、と疑いを抱く人もいるでしょうから、「ゾンビ体操」のどこが、なぜ、どのように効くのか、そのメカニズムについて詳述したいと思います。

血管の内壁は、「血管内皮細胞」が層になった薄い膜で覆われています。この血管内皮細胞から分泌されているのが、一酸化窒素（NO）。そう、自動車の排ガスなどに含まれ、光化学スモッグや酸性雨の原因となる物質です。

有害なイメージが強いNOですが、体内で生成されたNOは、体にとって非常に重要な働きをしています。たとえば、血管の筋肉を弛緩させて血管を押し広げ、血液を流れやすくしたり、内壁にできた傷を修復しプラークを安定化させたり、血管が詰まる原因となる血栓ができるのを防いだり……。いうなれば、動脈硬化の進行を抑えてくれる「血管のメンテナンス係」なのです。

ところが、加齢や不摂生な生活、生活習慣病などが原因で血管内皮細胞が傷つくと、NOの分泌量が減ってしまいます。すると、血管はメンテナンスされず荒れ放題になり、ますますNOが減少していく……という悪循環に陥る。

その悪循環を止め、NOの分泌を促す最も直接的かつ効果的な方法が、ウォーキングや軽いジョギング、水泳などの有酸素運動。運動によって筋肉が伸び縮みすると酸素や栄養の消費量が増えるため、心臓は心拍数を増やして、より多くの血液を全身の細胞に送り出します。同時に、筋肉から「ブラジキニン」という物質が放出されます。すると、普段より速く流れるようになった血液やブラジキニンによって血管内皮細胞が刺激され、NOがバンバン出てくる。NOの働きで血液循環がよくなれば、血圧も安定してきます。

さらにブラジキニンは、運動に必要なエネルギーを得るために、筋肉細胞内の「グルット4（糖輸送担体）」という物質を細胞膜へと移動させ、血液中のブドウ糖を筋肉に取り込みやすくします。つまり、血糖値を下げる作用もあるのです。

ちなみに、重いダンベルを使う筋トレなど、筋肉を一気に激しく動かす無酸素運動は、長時間続けることが困難なために効率のよいNOアップ運動とはいえません。有酸素運動が血管をやさしくもみほぐすリラックスマッサージなら、無酸素運動はギュウギュウ押しまくる暴力的なマッサージのようなもの。筋力はついても、血圧が上昇するなどして血管にはむしろ負担をかけてしまうので注意してください。

脂肪燃焼効果が高いのも有酸素運動のほうです。無酸素運動の際にエネルギー源として利用されるのは、筋肉に蓄えられたグリコーゲンという糖質がほとんど。一方、有酸素運動は脂質も使うため、内臓脂肪が燃焼され、肥満やメタボリックシンドローム対策になります。脂質代謝が高まれば、血液中の中性脂肪や悪玉コレステロールが減り、善玉コレステロールが増える。結果として脂質異常症などの改善にもつながるわけです。

「ゾンビ体操」は、ウォーキングやジョギングと違って、特別に運動の時間をもうけなくても、狭く散らかった部屋の中でも、立つスペースさえあれば、その場でいつでも気軽にできる有酸素運動。二〇六ページで紹介した「ゾンビ体操上級バージョン」を一日三回行うと、三〇分間のウォーキングと同じ効果が期待できます。

## 筋力、骨力、免疫力もアップ

「ゾンビ体操」には、生活習慣病を予防・改善し、血管事故を防ぐだけでなく、ほかにも以下のような効果があります。

●自律神経を整え、ストレスを解消

私たちの意思に関係なく体をコントロールしてくれている自律神経が、交感神経と副交感神経から成るのはご存じですね。活動しているときやストレスがかかっているときに働くのが、車のアクセルに相当する交感神経。眠っているときやリラックスしているときに活性化するのが、ブレーキにあたる副交感神経。この二つのバランスが崩れると、心身にさまざまな不調が現れます。

ストレスフルで生活も不規則になりやすい現代日本では、どうしても交感神経が優位になりがち。そこで威力を発揮するのが、「ゾンビ体操」なのです。

子どもは嫌なことがあると、誰に教えられたわけでもないのに、無意識のうちにイヤイヤと体をよじりますね。真似してやってみたら、なんだか気持ちがいい。「ゾンビ体操」の上半身の動きは、あの動きにヒントを得て編み出しました。肩から指先まで完全に脱力してイヤイヤすることで、自然に腕がブラブラ揺れ、リラックスできます。

基本的に運動というのは、交感神経を刺激して血圧や心拍数を上昇させるものです。「ゾンビ体操」も例外ではありませんが、交感神経を高めすぎず、心臓や血管に大きな負担をかける心配がないのがポイント。

ストレスがたまって交感神経が優位になっているとき、この体操を行えば、心身の緊張が適度にほぐれて副交感神経のスイッチが入りやすくなります。

逆に、昼間に眠気が襲ってきたときなどに行うと、交感神経へのほどよい刺激になって頭がスッキリする。「ゾンビ体操」を習慣にすることで、乱れていた自律神経が整い、体がニュートラルな状態になっていくはずです。

## ●肩凝り、腰痛、膝痛の予防・改善

肩凝りや腰痛、膝の痛みには、筋肉の緊張や、加齢などによる筋肉の減少が大きく関わっています。「ゾンビ体操」をすると肩や腰の筋肉がほぐれるので、筋肉の緊張が原因で生じる肩凝り、腰痛の緩和に効果的。また、お腹をへこませ背筋を伸ばして足踏みをすることで、太ももの筋肉や腹筋だけでなく、大腰《だいよう》筋や腸骨筋など深層部にあるインナーマッスルも鍛えられる。筋力の低下による腰痛、膝の痛みの予防・改善につながります。

「ゾンビ体操」の動きの基本のところで、足踏みの際、なるべくかかとをつかないようにと説明しましたね。つま先から降りることで関節のクッションがうまく働き、膝関節や股関節、腰への負担が軽くてすむ。足腰に痛みがあっても安心してできる体操なのです。

慣れて余裕が出てきたら、「ゾンビ体操上級バージョン」（二〇六ページ）のインターバル中の動きを、三〇秒間の「もも上げ運動」に替えてみましょう。

立ったまま、膝を胸に引き寄せるような感じで片足を上げ、その状態で三秒間静止。これを左右の足で交互に繰り返します。膝から下は力を抜いて自然に垂らしてください。

ふらつく場合は、壁などに手をついてバランスをとりながら、無理のない範囲で行うこと。逆に、もっとやれるという人は、膝を手でつかんで、より高く足を上げてみましょう。

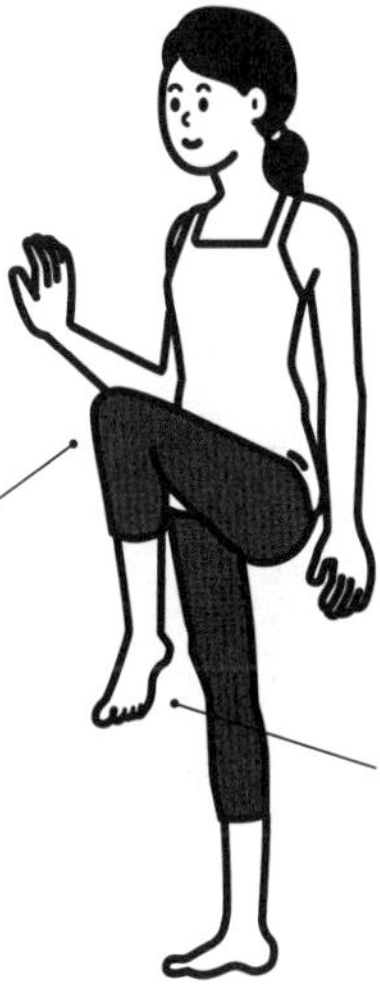
●もも上げ運動
壁やテーブルなどに
手をつき、
バランスをとる。
ひざを
胸に引き寄せるように
高く上げる。
足の先の力を抜き、
自然に垂らす。

この「もも上げ運動」をプラスすれば、腰痛・膝痛緩和効果がさらにアップします。

●骨粗鬆症の予防

宇宙飛行士たちのデータを分析したところ、四カ月半宇宙に滞在すると通常、骨の強度が一〇パーセント、骨密度は七パーセント減ることがわかったそうです。厳しい検査と訓練を経た彼らは当然、健康体であるにもかかわらず、高齢の骨粗鬆症患者の一〇倍の速さで骨のカルシウム成分が血中や尿に溶け出してしまう。なぜそこんなことが起こるかといえば、宇宙ステーションの中が無重力状態になっているからです。

骨の材料となるカルシウムや、その吸収を

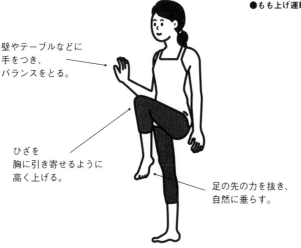

助けるビタミンDを十分に摂っていたとしても、それだけでは丈夫な骨を維持することができません。宇宙飛行士の骨が無重力下で弱くなってしまったことからわかるように、骨に負荷がかかっている必要があるのです。

日本における骨粗鬆症の患者数は、約一二八〇万人と推定されています。特に女性は、女性ホルモンの分泌が減る閉経前後から、骨量が急激に減少していくので要注意。骨粗鬆症になれば骨折しやすくなり、年老いてからの骨折は寝たきりにつながります。また、骨が弱くなると背中が曲がって身長が縮んだり、頭蓋骨の骨量が減って頭皮が緩むためシワやタルミが増えたり……と、見た目も老けてしまいます。

「ゾンビ体操」の足踏みは、骨に適度な負荷をかけるのにうってつけ。継続すれば骨密度を上げ、骨粗鬆症防止に役立ちます。すでに骨粗鬆症と診断された人も、骨量の低下を食い止めるため、ぜひ、この体操を習慣にしてください。

●冷え性の予防・改善

「ゾンビ体操」によって血管が拡張し、血の巡りがよくなることで、運動によって生じた熱も手足の先の毛細血管まで行き渡ります。また、筋肉の量が少ないと体内で熱を十分に生み出せないのですが、運動を続ければ筋肉量が増えるため、冷えにくい体になっていきます。

●免疫力を高める

運動をすると、「ナチュラルキラー（ＮＫ）細胞」が活性化し、免疫力が高まることが科学的に証明されています。ＮＫ細胞とは、私たちの全身をパトロールして、がん細胞やウイルスに感染した細胞などを見つけると攻撃するリンパ球。体の防衛システムである「免疫」の要です。

ただし、激しい運動や二時間を超える長時間の運動は、逆にＮＫ細胞の働きを低下させ、免疫力を下げてしまいかねません。免疫システムにとっては、心拍数や血圧が上がりすぎない「ゾンビ体操」のような軽めの運動がちょうどいいのです。

しかも、この体操は、ゾンビのように脱力した腕の動きがユーモラスで楽しく、リラックスできる。体にとって気持ちいいこと、楽しいことをしていると、脳の中でβエンドルフィンという神経伝達物質が分泌されます。βエンドルフィンには鎮痛効果のほか、ＮＫ細胞などを活性化させ、免疫をより高める作用もあるのです。

体をよく動かしている人のほうが、まったく運動していない人より大腸がんや乳がんの発生リスク、死亡リスクが明らかに低いこと、がん全体でみても運動に好影響があることが、さまざまな研究からわかっています。

## ●脳を活性化する

人間の脳には一千数百億個もの神経細胞があるけれど、二〇歳を過ぎると一日に一〇万個ずつ減っていき、増えることはない——と、かつては言われていました。ところが近年の脳科学研究で、歳をとっても刺激を与えれば、神経細胞が新たに生まれることが証明されたのです。

神経細胞の新生が認められたのは、記憶を司る「海馬」という部位。そして、特に有効な刺激が、有酸素運動です。

なぜ海馬で神経細胞が増えるのか。そのシステムはまだはっきりとはわかっていませんが、有酸素運動をすると、脳由来神経栄養因子（BDNF）というタンパク質が脳の中でたくさんつくられるのは明らか。BDNFは、神経細胞の分裂・成長を活発化させたり、神経と神経をつなげたりする働きがあるといわれています。

「ゾンビ体操」の最大の魅力は、場所も時間も服装も選ばずできるところ。先ほど、一日三回が目安と書きましたが、いつやっても、何回やってもかまいません。

トイレに行くとき、お風呂に入るとき、玄関まで宅配便を受け取りに行くときなど、家の中で「ゾンビ体操」をしながらスロージョギングしてみましょう。患者さんたちに勧めたところ、大好評。人に見られるとちょっと恥ずかしいかもしれませんが、お孫さんが「おじいちゃん、何それ？」と面白がって、今では家族みんなで「ゾンビ歩き」をしているといったケースも少なくありません。

血糖値が気になる人は、食後三〇分から一時間後に行ってみてください。血糖値が上がる食後にゾンビ体操をすると、体を動かすエネルギーとして血中のブドウ糖を筋肉に取り込んで使うため、血糖値の急上昇を避けられるのです。

また、入浴前にお風呂まで「ゾンビ歩き」で移動すれば、冬場でも体がポカポカ。ヒートショックを避けることができます。寒さで縮んでいた血管が湯船に入って一気に広がると、血圧が急変動して脳梗塞や脳卒中を起こす——そんなヒートショックに関連した入浴中の死者数は、年間約一万七〇〇〇人と推定されているので、要注意です。

「ゾンビ体操」以外にも、簡単にでき、血管力や筋力、骨力アップに効果的な体操はたく

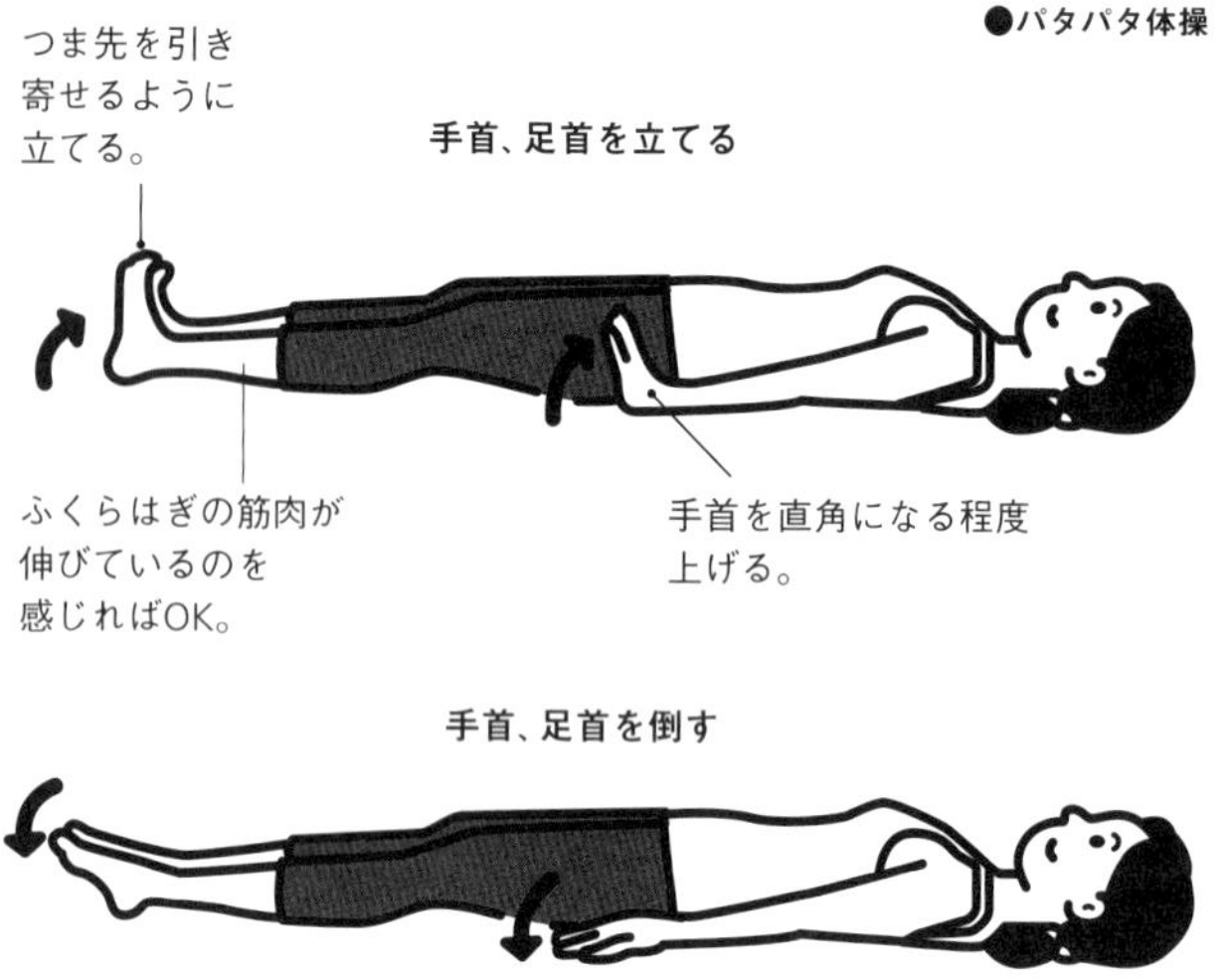
つま先を引き
寄せるように
立てる。
手首、足首を立てる
ふくらはぎの筋肉が
伸びているのを
感じればOK。
手首を直角になる程度
上げる。
手首、足首を倒す

さんあります。いくつか紹介しておきましょう。

**ベッドの上でできる「パタパタ体操」**

朝の目覚めが悪かったり、なかなか布団から出られなかったりする人にお勧めしたいのが、ベッドで行う「パタパタ体操」です。

①布団の上で仰向けになり、両足を伸ばします。両腕も体に沿って伸ばし、手のひらを敷布団につけてください。

②その姿勢で、手首・足首を動かします。足は、爪先を体に引き寄せるようなつもりで立て、ふくらはぎの筋肉が伸びているのを意識しましょう。腕は布団につけたままで、手首から先を直角に

なるくらい持ち上げます。

③　次に、手のひら・足の裏を敷き布団につけるつもりで倒します。

※②と③を交互に繰り返しましょう。手のひらと足先で布団をパタパタ叩くようなイメージで行うのがポイントです。こむら返りを起こさないよう、初めはゆっくりと行ってください。目が覚めるまで何回やってもかまいません。

たったこれだけの体操で血流がよくなり、寝ぼけていた頭もすっきり。ベッドからスムーズに起き上がれるようになります。

## 上半身の血流がよくなる「手クロス体操」

正座を長時間して立ち上がると、足がしびれてジンジンしますよね。あのジンジンは、前述の一酸化窒素（NO）がたくさん出ているサイン。正座中は、ふくらはぎに体重がかかるため血管が収縮して血行が滞りますが、立ち上がると血管が一気に解放される。すると血液がドッと流れて血管内皮細胞が刺激され、NOの分泌が高まるのです。

このメカニズムを応用したのが、「手クロス体操」です。

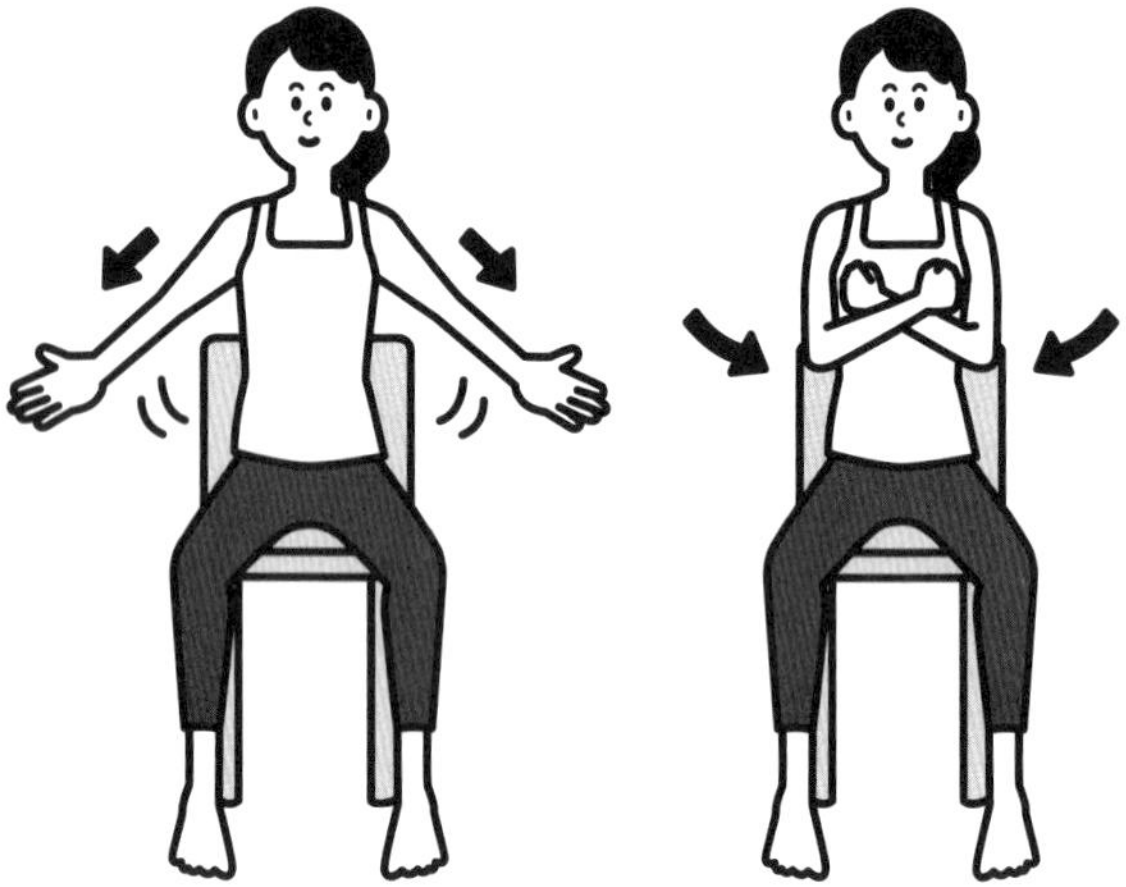

①肘掛けのない椅子に深く座って、背筋を伸ばします。おなかをへこませるようにして力を入れると、上半身が安定します。

②手の指を強く握りしめ、両腕を胸の前でクロスさせます。こぶしに力を入れたまま、一五秒間キープしてください。

③握った手を開きながら、両腕を斜め下に放り出すようにパッと大きく広げます。こぶし、腕、肩に入っていた力を一気に解放するイメージです。このとき、②で収縮した血管が一気に拡張し、NOがたくさん分泌されます。

※①～③を三～五分繰り返すのが一セット。一日三回、朝、昼、晩に一セットずつ行いましょう。

仕事でずっとパソコンと向き合っているような人は、この体操を一、二時間に一度行う習慣をつけると、肩や背中の凝りが楽になるはず。いい気分転換になって、仕事もはかどりますよ。オフィスの椅子に肘掛けがある場合は、両足を肩幅ぐらいに開き、立って行ってください。

「手クロス体操」は上半身の血流をよくしますが、下半身の血管マッサージ法として最も簡単なのが、「一分間正座」です。一分間正座したあと、足を伸ばしてリラックスするだけ。これを数回繰り返すだけで、足の血流がよくなります。

**肩凝りに効く「肩ほぐし体操」**

背中から肩、首にかけての血行を改善する体操です。椅子に座ったまま簡単にできるので、肩凝りで悩んでいる人は仕事中、定期的に行う習慣をつけましょう。

① 背筋を伸ばし、正面を向いて椅子に座り、肩の力を抜いてリラックス。
② 顔は正面に向け、首もまっすぐにしたまま、左肩だけをキュッと上げましょう。
③ 次に左肩を降ろし、同様に右肩を上げます。顔と首は動かさないで。

④　また左肩を上げながら、同時に首を左側にゆっくりと傾け、肩と左耳をくっつけましょう。このとき、反対側の首筋が伸びるのを意識してください。

⑤　顔を正面に戻し、今度は右肩だけを上げます。

⑥　右肩を降ろし、左肩を上げます。

⑦　また右肩を上げながら、首を右側にゆっくり傾け、肩と右耳をくっつけます。

※②〜⑦を一回三セット行ってください。左右に首を傾ける動作は、首筋を痛めないよう、ゆっくり行うよう注意しましょう。

私も、パソコンに向かって原稿を書いているときなど、同じ姿勢が続くと定期的に、この「肩ほぐし体操」をしています。交互に肩を上げ下げする動きに合わせて、「ゾ」「ン」「ビ」と言いながら行うと、なんだか楽しくなってくる。首や肩が軽くなるだけでなく、ストレスも発散できますよ。

**●肩ほぐし体操**

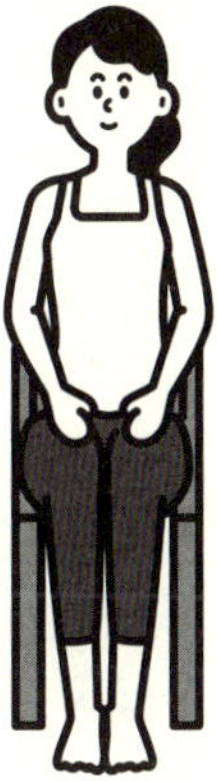

**1.** 背中をまっすぐに伸ばし、正面を向いてリラックスして座る。

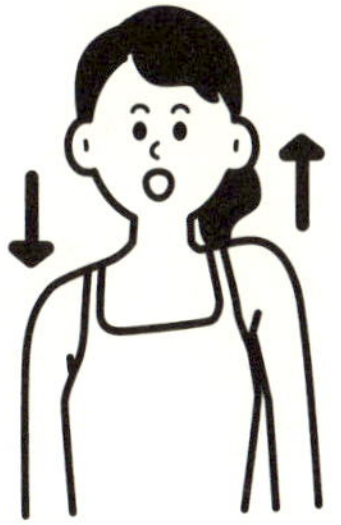

**2.**「ゾ」と言いながら左肩を上げる。

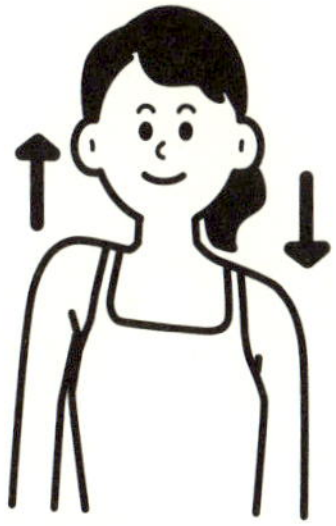

**3.**「ン」と言いながら右肩を上げる。

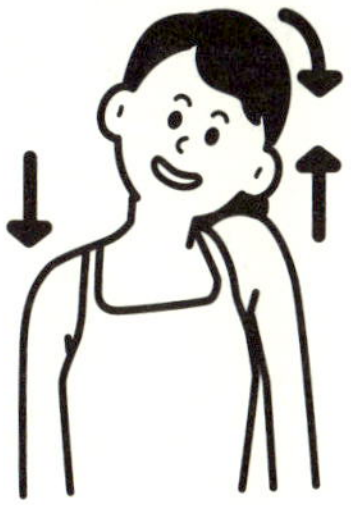

**4.**「ビ」と言いながら左肩を上げ、同時に首を左側にゆっくりと傾ける。

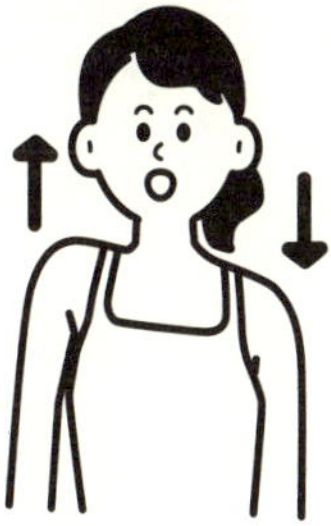

**5.** 首をまっすぐに戻し、「ゾ」と言いながら右肩を上げる。

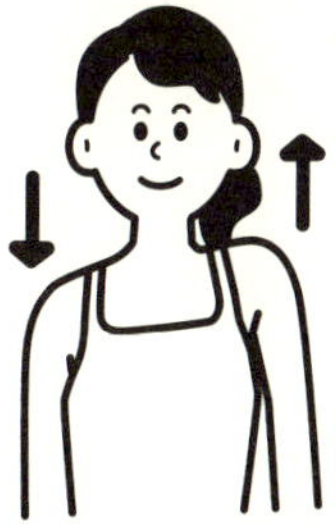

**6.** 右肩を降ろし、「ン」と言いながら左肩を上げる。

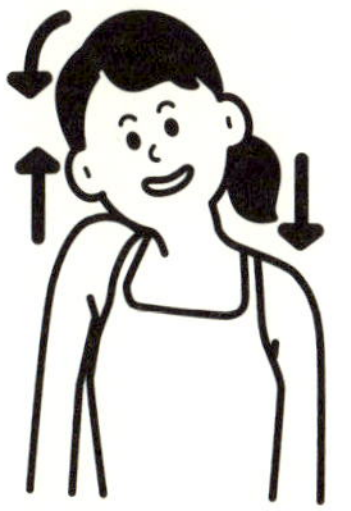

**7.**「ビ」と言いながら右肩を上げて首を右側にゆっくりと傾け、肩と右耳をくっつける。

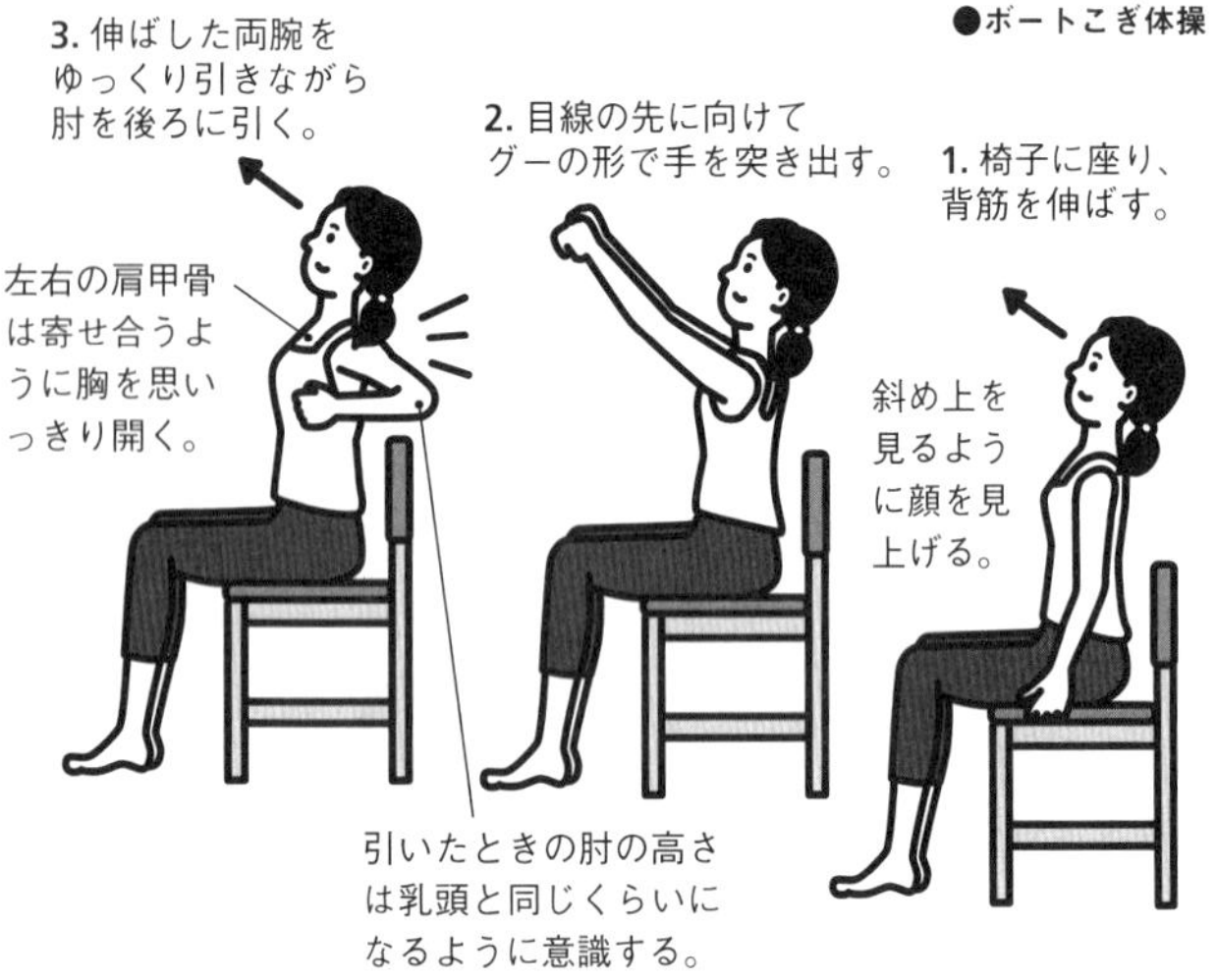
●ボートこぎ体操
1. 椅子に座り、背筋を伸ばす。
斜め上を見るように顔を見上げる。
2. 目線の先に向けてグーの形で手を突き出す。
3. 伸ばした両腕をゆっくり引きながら肘を後ろに引く。
左右の肩甲骨は寄せ合うように胸を思いっきり開く。
引いたときの肘の高さは乳頭と同じくらいになるように意識する。

## 肩甲骨まわりの血行を改善「ボートこぎ体操」

背中の凝りが酷い方には、肩甲骨まわりの血行をよくする「ボートこぎ体操」もお勧めです。

① 椅子に座って背筋を伸ばし、斜め四五度上を見る。

② 両手でこぶしをつくり、目線の先へ向けて突き出す。

③ 左右の肩甲骨を寄せあうようにして伸ばした両腕をゆっくりと引き、胸を思いっきり開く。引いた肘は乳頭と同じくらいの高さになるよう意識する。

※②〜③を一セットとし、一〇回繰り返しましょう。

肩甲骨まわりがじんわりと温かくなってきたら、

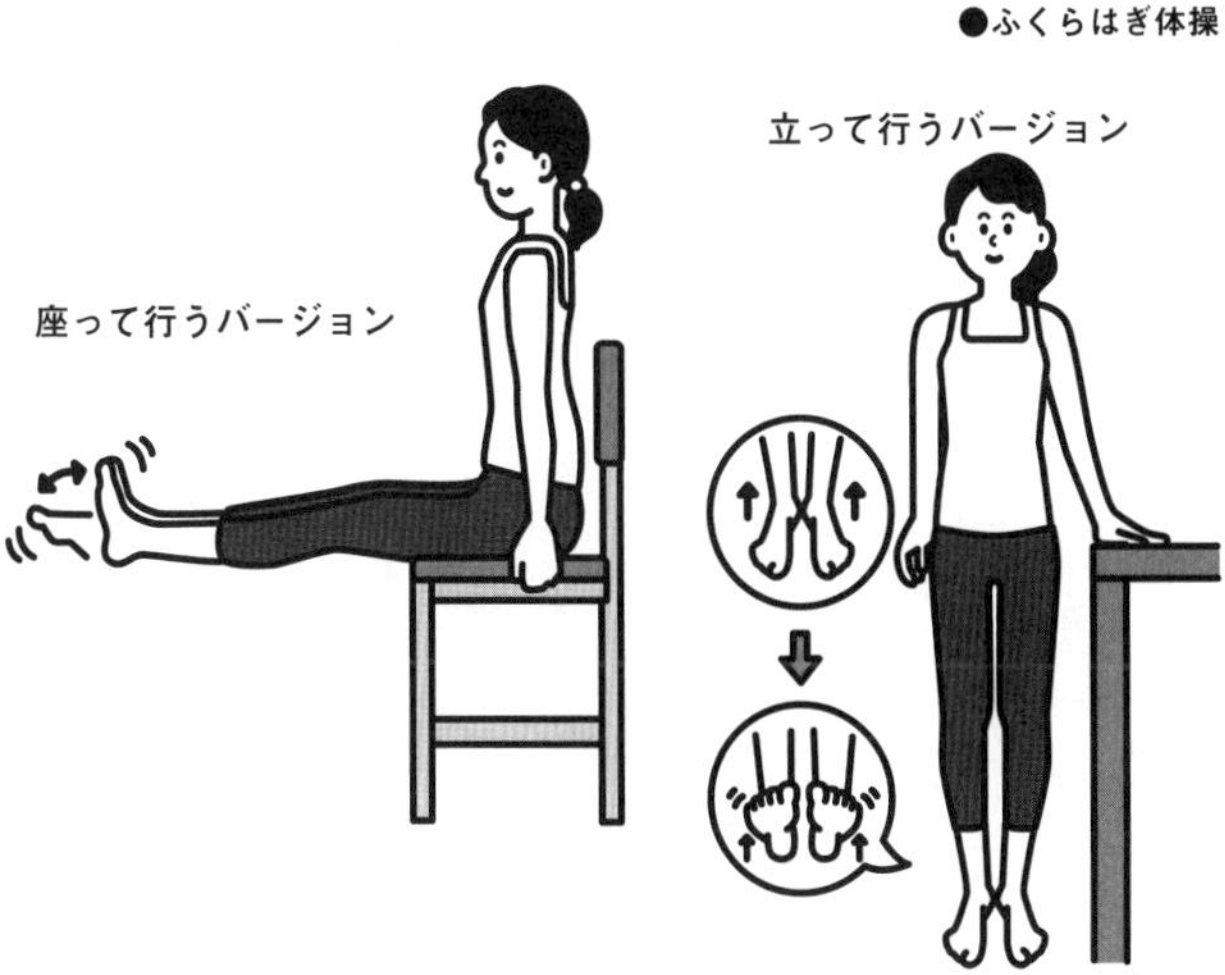


凝りがほぐれて血行がよくなっている証です。

## 足のむくみや冷え性を改善「ふくらはぎ体操」

私たちの心臓は規則的に収縮し、血液を全身に循環させています。新しい血液を送り出すことで体の隅々まで酸素や栄養を運び、臓器などから排出された二酸化炭素や老廃物が再び心臓に戻されます。

ただ、体の末端、特に心臓から遠く離れていて低い位置にある足の血液を戻すのは、大変です。そこで大きな役割を果たしているのが、「第二の心臓」と呼ばれる、ふくらはぎ。ふくらはぎの筋肉が収縮することで、下半身の血液を循環させるポンプのような役割を果たしているのです。

運動不足で、あまり足を動かさずにいると、下半身の血流が悪くなり、動脈や静脈が渋滞してしまいます。ウォーキングをする時間がない人、膝が痛くて歩けない人でも、この「ふくらはぎ体操」なら楽々できるので、試してみてください。

●立って行うバージョン

①足を軽く開いて立ち、デスクなどに片手をついて体を安定させます。

②膝を曲げないよう注意しながら、かかとをゆっくり上げて爪先で立ちましょう。

③次に、かかとを降ろし、つま先をゆっくり上げて、かかとで立ちます。

※②〜③を二分間繰り返して一セット。一日三回、一セットずつ行いましょう。

●座って行うバージョン

①椅子に座り、両手でシートをつかんで上半身を支えながら、膝をまっすぐ伸ばして足を上げます。

②その体勢のまま、つま先を体から遠ざけるようなつもりで、ゆっくりと足首を倒しましょう。足のすねなど、前側が伸びるのを意識してください。

③　次に、つま先を体に引き寄せるイメージで、できれば足首が地面と九〇度になるぐらいまで戻し、ふくらはぎなど足の裏側を伸ばします。

※②〜③を二分間繰り返して一セット。一日三回、一セットずつ行いましょう。

この体操も、一日に何度行ってもＯＫ。立って行うバージョンなら、歯磨きや食器洗いをしながらでもできます。座って行うバージョンを、テレビを見ながら、あるいは入浴時に浴槽の中でやるのもお勧めです。

「ふくらはぎ体操」を一日三回実践した患者さんは、わずか四日間で血液中の一酸化窒素（ＮＯ）の量が三割も増えました。

ふくらはぎの血液循環がよくなれば、閉塞性動脈硬化症や血管事故を防げるだけでなく、足の疲れやむくみ、冷え性改善にも役立ちます。

## 膝の痛み予防「かかと突き出し体操」

高齢になるにつれ、膝関節のクッションとして働く軟骨がすり減って痛みが生じる変形性膝関節症になる人が増えてきます。厚労省の推計によると、自覚症状のある患者だけで

●かかと突き出し体操

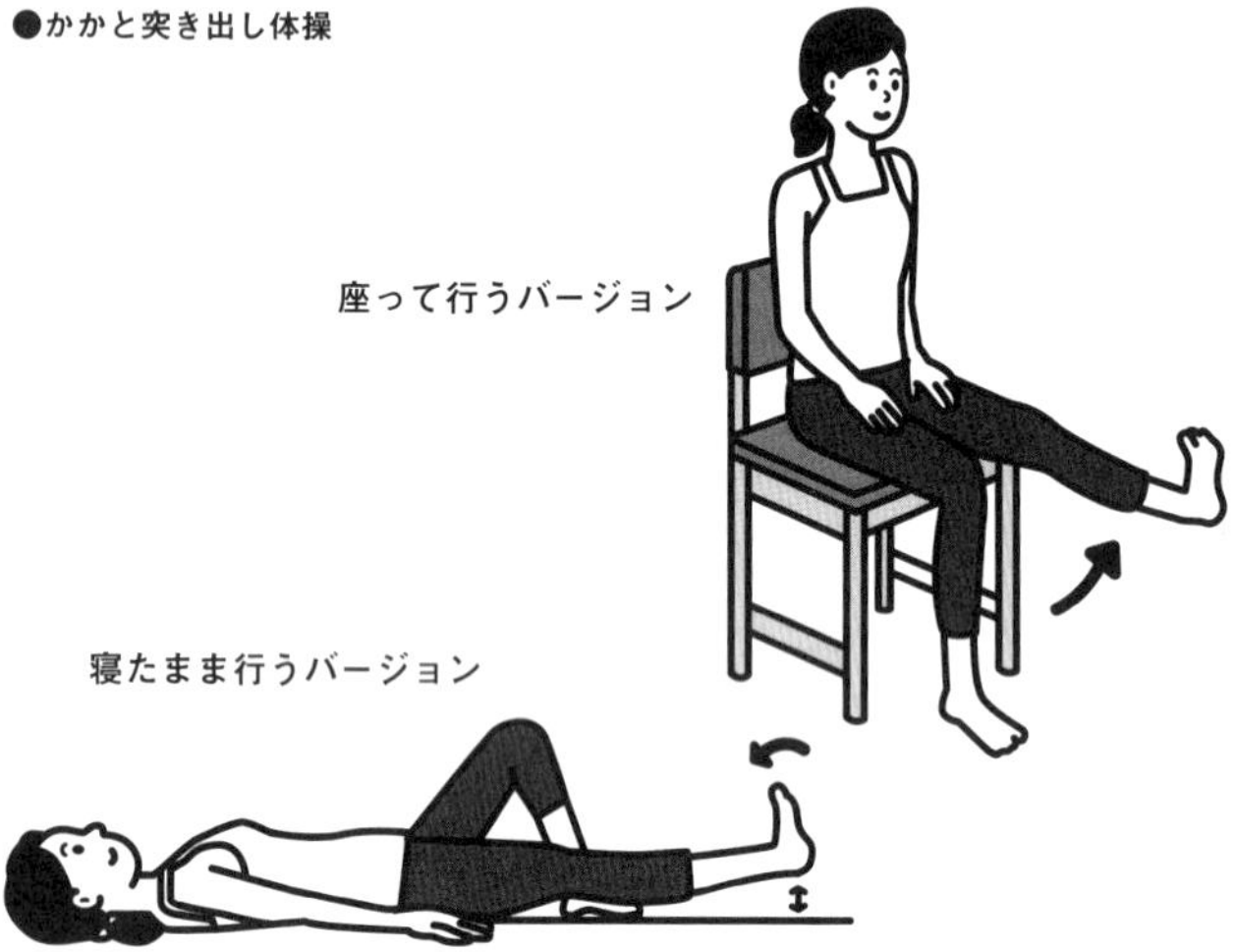


約一〇〇〇万人。悪化すれば歩行に支障をきたし、人工関節にするなど手術が必要になることもあります。

そこでお勧めしたいのが、「かかと突き出し体操」です。膝をサポートしている大腿部の筋肉や腱を、関節に負担をかけずに鍛えられるので、変形性膝関節症の予防に効果的。すでに痛みがある人も無理のない範囲で続ければ、筋力がつくことで軟骨が保護され、少しずつ症状が改善されていきます。

●座って行うバージョン

① 椅子に座り、右足をまっすぐ伸ばして上げます。できれば、大腿部を少し椅子から浮かしてください。このとき、かかと

を前方に突き出し、つま先が自分の顔のほうを向くようにすると、膝回りの筋肉が緊張して、さらに強化されます。

② この状態を五〇～六〇秒キープしましょう。痛みがある場合、最初のうちは短い時間でOKです。

③ 右足をもとに戻したら、左足でも同様に行います。

※右左三回ずつを一セットにして、朝、昼、夜と一日に三セット行ってください。膝が痛い人は、左右一回ずつ、一日二セットでもかまいません。

●寝たまま行うバージョン

椅子に座って行うのがつらい人は、横になって行うタイプの「かかと突き出し体操」からスタートしましょう。

① 仰向けに寝て、右足を伸ばして床から一〇センチぐらい上げます。かかとを突き出し、つま先が自分の顔のほうを向くようにしましょう。左足は、軽く膝を曲げて立てておきます。

② 右足を上げたまま五〇～六〇秒キープ。

③　右足を降ろしたら、左足でも同様に。

※左右三回ずつを一セットにして、一日三セット行ってください。足を上げる秒数や回数は、その日の体調で加減しましょう。くれぐれも無理は禁物です。

## 血管力を高める食生活

健康寿命を延ばしたいなら、適度な運動とともに暴飲暴食を慎み、体にいいものをバランスよく摂ることが大事です。最後に、私自身が実践し、効果を確認した食生活面でのノウハウを、簡単にまとめておきましょう。

### 五五歳で血管年齢二八歳の理由

私は、一九六二年生まれ。初対面の人に年齢を言うと、たいてい「お若く見えますね」と驚かれます。もちろん、お世辞も混じっているでしょうが、血管年齢を検査すると、二八歳。実年齢より二八歳マイナスです。

運動を心がけ、食生活も改善し始めたのは、四五歳のときでした。生活習慣病を専門に診ている医師がメタボリックシンドロームで、いかにも不健康そうでは、いくら患者さんに生活指導をしても説得力がありませんからね。その努力が実って、スタート時は実年齢通りだった血管年齢が、グンと若返ったわけです。

血管が老化すると、シミが増えたり、毛穴が広がったり、頬がたるんだり……と肌の状態にも悪影響を及ぼすことが明らかになっています。私が若く見えるとしたら、血管力が高いおかげでしょう。

では具体的に、どういうことに気をつけているかというと……。

朝食は、ブラックコーヒーと蒸し大豆入りのヨーグルト、そして「池谷式朝ジュース」だけ。ニンジン一本半、リンゴとレモン各半個をスロージューサーで絞って飲んでいます。刃が高速回転する従来のジューサーと違って、石臼のようなスクリューが低速で回って圧搾するスロージューサーは、摩擦熱が発生しません。そのため、野菜や果物の酵素や、ビタミン、カリウムなどの栄養素が壊れにくいのです。味も、とてもおいしい。水分を搾り取られたカスが驚くほどたくさん出るので、食物繊維を摂れないのではないかと心配する人もいるようですが、サラサラした液体に見えるジュースの中に水溶性の植物繊維がたっぷり含まれています。

昼食は、午後二時と決めています。なぜかというと、「BMAL1（ビーマルワン）」が一日のうちで最も少なくなるのが二時から三時の間だから。

BMAL1は、人間の体内時計を調節しているタンパク質の一つ。脂肪の合成を促し、血中のブドウ糖を増やす作用があるので、別名「肥満遺伝子」と呼ばれています。つまり、BMAL1の分泌が少ない時間帯に食べれば、太りにくいわけです。天丼やかつ丼など、がっつり系のランチをとるなら、この時間帯をお勧めします。

そして、午後の診療が始まる三時前に、大好きなチョコレートを少しつまみながらコーヒーブレイク。

コーヒーや紅茶、緑茶に含まれるポリフェノールは、抗酸化作用が高く、悪玉コレステロールの酸化を防いで動脈硬化を予防する効果が期待できます。また、コーヒーを一日三、四杯飲むと、心疾患による死亡リスクが下がるという報告もあります。

チョコレートもポリフェノールが豊富です。カカオポリフェノールに血圧低下作用などがあることは、臨床試験で証明されています。カカオの含有率七〇パーセント以上で、糖分の少ないビタータイプがお勧めです。

夕食は野菜と肉や豆をおかずにしてバランスよく、ただし主食は少し控えめにして食べます。そして食事は夜の八時にスタートし、九時には食べ終えるのが基本。ＢＭＡＬ１が最も働くのは夜一〇時から夜中の二時頃までなので、その時間帯の食事は避けましょう。

## 「なんちゃって糖質制限」のススメ

生活習慣病の患者さんを診てきて思うのは、糖質――ご飯やパン、麺類などの炭水化物、スナック菓子、甘い果物、砂糖などを摂りすぎている人が多いということ。糖質の過剰摂取は肥満につながるだけでなく、食後に血糖値を急上昇させるため、血管に負担をかけて動脈硬化を進行させてしまいます。

かといって、最近話題の過激な「糖質制限」も問題が多い。糖質は、生きていくうえで欠かせない栄養素。体内で分解されて体を動かしたり、脳を働かせたりするためのエネルギー源になりますから、控えすぎもよくありません。

そこでお勧めしたいのが、「なんちゃって糖質制限」です。たとえば、私のように朝はお手製ジュースとヨーグルトなどですませ、ランチに好きなものを食べ、夕食はご飯を半分にしてタンパク質や野菜をたっぷり摂る、とかね。

最初の頃は、炭水化物なしの朝食に物足りなさを感じると思います。私自身もそうでした。しかし、やってみると意外と腹持ちがよく、今では逆に、朝、パンやおにぎりを食べたほうが昼前に空腹感に苛まれます。炭水化物を食べると血糖値が上がり、インスリンが大量に分泌されて血糖値を下げる。すると、また体が血糖値を上げようとして、食欲が出てしまうのです。

「なんちゃって糖質制限」をスタートしてから約一〇年で、私の体重は一一キロ減りました。結局、無理をしないのが続けるコツ。そして、続けてこそ成果となって現れるのだと思います。

甘いお菓子でほっとひと息つく幸せも、あきらめる必要はありません。BMAL1が少ない時間帯に、上質なチョコレートなどを少しだけ楽しむなら、太る心配はありません。むしろ血管や精神衛生にもいいでしょう。

絶対に糖質は摂らないなどと厳密に考えず、トータルで摂りすぎないよう気をつけていればOKです。フランス料理のフルコースを食べたら、翌日のお昼を軽めにするなど、食べたいものを食べる代わりに抜くものは抜く。「なんちゃって専門医」はいただけませんが、食生活に関しては、「なんちゃって」ぐらいの緩さと臨機応変が大切だと思います。

そうそう、最近よく言われているのでご存じの人も多いでしょうが、食べる順番やスピードも大切です。野菜やキノコ→肉や魚→ご飯の順番に、ゆっくり食べてください。炭水化物から食べたり、早食いしたりすると、血糖値が急上昇してしまいます。血管に負担をかけるうえ、太ってしまうので要注意です。

## 青魚のEPA&DHAで動脈硬化を防ぐ

ほかに食生活で心がけているのは、血管力を高める脂質を積極的に摂ること。

脂質には、肉の脂身のような常温で固まる「飽和脂肪酸」と、常温だと液体の「不飽和脂肪酸」とがあります。不飽和脂肪酸はさらに、「一価不飽和脂肪酸」と「多価不飽和脂肪酸」に分類される。

多価不飽和脂肪酸のうち、「オメガ3系脂肪酸」と「オメガ6系脂肪酸」の二つは、動物の生理代謝に欠かせません。しかし、体内で合成できず、食べ物から摂取する必要があるため、「必須脂肪酸」と呼ばれています。

オメガ6系脂肪酸の代表が、コーン油、サフラワー（紅花）油、ヒマワリ油、キャノーラ（なたね）油、植物油を精製したサラダ油などに多く含まれているリノール酸。免疫力アップに寄与する反面、摂りすぎると血管内皮細胞に炎症を起こし、動脈硬化を促進することがわかっています。

一方、オメガ3系脂肪酸は、アマニ油、エゴマ油、シソ油などに豊富なα《アルファ》-リノレン酸や、青魚に含まれるエイコサペンタエン酸（EPA）とドコサヘキサエン酸（DHA）。こちらは炎症を鎮め、動脈硬化を予防する作用があります。特に、EPAは血管力を高めることで知られています。

オメガ6系は体内でAA（アラキドン酸）に、オメガ3系はEPAに変換されます。健康のためにはこの二つのバランスが大事で、血液中のEPAとAAの比率が「1」になるのが理想です。日本人のEPA／AA比は、平均〇・五～〇・六。〇・四を下回ると、心筋梗塞などのリスクが高まるという研究結果も出ています。

今の日本の食生活では、ベジタリアンでもない限り、AAが不足する心配はありません。むしろ、多すぎる。AAは、肉・魚・卵などの動物性脂肪に多く含まれていますからね。また、市販の惣菜や外食、スナック菓子などにはオメガ6系の油が使われているため、無意識のうちに過剰に摂取してしまったリノール酸からも体内でAAが合成される。

一方、EPAは意識して摂らなければ、どうしても不足しがちです。あまり魚を食べない若い人ほど不足しているのは確かでしょう。

ちなみにＥＰＡを多く含んでいる魚は、本マグロ、イワシ、ハマチ、ブリ、サンマ、真サバ、戻りガツオなどです。ＥＰＡを効率よく摂取したいなら、できるだけ生に近い状態で魚を食べること。鮮度のいいお刺身がベストで、次に焼き魚でしょうか。同じ魚でも、フライは血管事故のリスクを高めるので、あまりお勧めできません。

一人暮らしで、しょっちゅう魚を買えないという人は、缶詰を利用しましょう。ただし、味つけしていない水煮缶を選ぶこと。油漬けや油入りの水煮缶だとオメガ3系の植物油が使われていますし、味つけタイプは糖分や塩分も多いですからね。

第二章の「生活習慣病こじらせ」難民で書きましたが、中性脂肪や悪玉コレステロール値の高い患者さんに対して魚を食べるように勧め、食事での摂取が難しい人にはＥＰＡ製剤ないしはＥＰＡ＆ＤＨＡ製剤を処方しています。脂質異常症の二六人に対し、一日あたり一八〇〇ミリグラムの高純度ＥＰＡ製剤を摂取してもらったところ、ほとんどの人が二カ月ほどで中性脂肪やコレステロール値がダウン。血管年齢も若返りました。さらにＤＨＡを含む製剤は特に中性脂肪の低下作用が優れているという特徴があります。

市販されているサプリメントは純度が低いので、医療用のような効果は期待できませんが、魚が苦手ならサプリで補ってもいいでしょう。サプリもピンキリですから、製薬会社など信頼できるメーカー製で、一日あたりの摂取量に三〇〇ミリグラムぐらいのEPAが含まれているものを選んでください。

## 調理油にもオリーブオイルを

私はオリーブオイルを積極的に摂っています。サラダのドレッシングはもちろん、朝ジュースにエクストラバージンオイルをちょっとたらして飲んだりもしています。

オリーブオイルは、一価不飽和脂肪酸の「オメガ9系脂肪酸」であるオレイン酸が豊富です。オレイン酸には、血中の悪玉コレステロールの濃度を下げ、善玉コレステロールはそのままに保つ働きがあるといわれています。

うちでは、炒め物や揚げ物にもオリーブオイルを使います。オメガ3系のアマニ油やエゴマ油、EPAなどは、体にいいけれど熱に弱いのが弱点。かといって、調理によく使われるオメガ6系のサラダ油やキャノーラ油は、あまり摂りたくありません。その点、オリーブオイルは熱に強く、酸化しにくいのです。

揚げものには、米油もいいですよ。米油はリノール酸が主体ですが、抗酸化物質が豊富に入っているため、体の酸化、つまり老化を抑える力が強い。そのメリットで、リノール酸のデメリットをカバーしてくれます。

## 「白い血」のタレントが大豆ファーストで体質改善

テレビの健康番組で、出演者たちの血管力や血液の状態を調べたことがありました。その一人、ダンサーやタレントとして活躍するパパイヤ鈴木さんは、血管の強さは問題なく、まだ頸動脈に危険なプラークこそできていなかったのですが、なんと「白い血」の持ち主……。健康な血液を遠心分離機にかけると、赤血球などの赤い部分と血漿などの透明な部分とに分離します。ところが彼の血漿成分は、白く濁っていました。

白い血の正体は、「レムナント」と呼ばれる脂肪のかたまり。血管内皮細胞の膜を壊して血管壁の中に侵入し、プラークをどんどんつくってしまう、いうなれば「血管の壊し屋」です。

血液を分離するこういう検査は、保険がきかないため一般的ではありません。ただ、健康診断で行う血液検査で、中性脂肪が正常値の上限である一四九㎎／dℓを超えている場合は、レムナントを疑ったほうがいいでしょう。ちなみにパパイヤ鈴木さんの中性脂肪値は、その一三倍近い一九〇五㎎／dℓでした。

こんな状態が続けば、狭心症、不整脈、心筋梗塞、脳卒中などを発症し、突然死しかねません。そこでパパイヤさんには、食生活の改善をするよう提案しました。

特にお勧めしたのが、食事の最初に大豆を食べる「大豆ファースト」。食物繊維が豊富な大豆は、消化に時間がかかるため、脂肪と糖の吸収を緩やかにしてくれます。さらに、腸の中の余分な脂肪や糖を排出する作用もあるのです。大豆を煮ると水溶性の植物繊維が流れ出てしまいますが、蒸し大豆にすればすべて摂取できます。

また、それまで膨大に摂っていた糖質を減らすため、一日一度はご飯の量を半分に。その分、食事の最初に大豆を食べてもらい、お酒の量も少し減らしてもらいました。これを二週間近く続けたところ、真っ白だった血漿が薄い白に改善。トータルの過食も収まって、中性脂肪の値も一七五㎎／dℓ下がりました。その後、パパイヤさんの血液検査はしていませんが、あのまま大豆ファーストを継続していれば、白かった血漿成分が透明に近づいているはずです。

食生活を改め、適度な運動を続け、禁煙し、しっかり眠る。当たり前のようですが、これこそが健康寿命を延ばすコツ。「病院難民」が増えている現代日本で、難民にならずにすむ最善の方法だということを心にとめておいてください。

# あとがき

「二軒目は名医」という言葉があるのをご存じですか？

ある症状があって、一軒目の医師に診察してもらって治療を受けたけれどよくならない。そこで二軒目の医師のもとを訪れると、今度は病状が速やかに軽快した。二軒目の先生は名医だけど、前医はやぶ医者に違いない！　そんな経験をおもちの読者も少なくはないでしょう。

確かに言葉の通り、初めにかかったのがヤブ医者で、次が名医だった、ということもあるかもしれません。しかし、この現象にはいくつかのトリックがあるのです。

二軒目の医師は、前医の治療とその効果を知ることができます。つまり、すでに行われた治療の効果が不十分であれば、今度は別の手段を試みることができるというアドバンテージが与えられるのです。そうなると当然、あとから行われる治療の成功率は高まります。

さらに、あとから診療に当たる医師には、前医の診断に疑問を持つチャンスも与えられます。つまり、別の疾患を想定しての診察や検査を追加することによって、正しい診断にたどり着ける可能性が高まります。また、同じ診断と治療方針であったとしても、二軒目の医療機関を受診する頃には、ちょうど自然経過で回復する時期になっていることも考えられます。そうすれば、あたかも二軒目が名医であったかのように錯覚してしまうのも、無理はないでしょう。

本書では、私のクリニックにたどり着いた患者さん（病院難民）を、いかに救済（治療）してきたかを紹介してきました。ただ、くれぐれも私が名医であり、前医がダメだったなどと単純に誤解しないでください。私のクリニックは、高度な検査や最先端の治療などは行えない、小さな医療機関です。悩める患者さんは、すでにいくつもの医療機関で行われた豊富な検査結果や、何種かの治療による効果の有無といった貴重な医療情報を持参して、私のところへ来られるのです。私はただ、それらの豊富な情報をもとに、患者さんの悩みをじっくり聞いて、簡単な言葉でわかりやすくアドバイスさせていただいているだけです。

確かに、狭心症という病気にこだわって、そのための精査をすべて行ったあげく、症状がまったく治療に反応していないにもかかわらず何重にも投薬をし続ける専門医もいます。先日も、外来にそんな医師にかかっている狭心症という女性患者さんがやってこられました。いわゆる「捕虜」になってしまっていたわけです。その結果、過剰な投薬で血圧が下がりすぎ、失神まで起こす有様です。じっくり問診すれば、どうやらこの女性も逆流性食道炎のようです。患者さんから、それまで受けた検査の結果を聞くとともに、治療によってまったく症状に変化が認められないことを確認して、徐々に狭心症の治療薬を減らすようアドバイスしました。さらに、診断的治療として、逆流性食道炎に効果的な制酸剤を処方してみたのです。

すると、それまで頻回に起きていた胸の痛みはすっかり消え、血圧も正常に戻り、立ちくらみなどの不快な症状もなくなりました。何よりも、狭心症という病気の呪縛から解放されたことがうれしい様子で、生き生きとしてクリニックへとやってこられます。

このようなケースもまた、十分な検査と、狭心症に対する投薬が行われていたからこそ、私は二軒目の医師として適切な診断と治療へつなげることができたといえます。

本書では、がんに限らず、どんな病気であってもセカンドオピニオンを受けるべきであるとの意見を述べました。前述の専門医も、日々、高度な医療によって多くの患者さんの命を救っていらっしゃるのです。ただ、専門外来ゆえに気づけない部分もあるということなのです。私もかつて、大学病院や民間の総合病院で循環器専門医として働いていました。そんな中、うっかり気づけなかった疾患もありましたし、経験不足から十分な治療ができなかったことだってありました。もちろん、開業してからも同じです。医師も人間ですから、完璧なんてことはないのです。事実、たまたまほかの医療機関を受診した際に、それまでずっと私が気づけなかった疾患を発見し、適切な治療を行っていただいたことも少なくありません。

どうぞみなさん、不安であるならもちろんのこと、信頼するかかりつけ医・主治医であったとしても、たまには「浮気」してみてください。病気の発見のチャンスは多いほど、そして早いほどいいのです。勇気をもって担当医へ堂々と申し出るのもよし、こっそり他院を受診したっていいでしょう。医師の性格もさまざまですので、どうぞ状況に合わせて方法を考えてみてください。プライドが高すぎる医師の「捕虜」になってはいけません！

本書が、みなさんの新たなる気づきのきっかけとなり、悩み解決への第一歩となることを心より願っております。

二〇一八年一〇月

池谷敏郎

編集協力　細貝さやか（ノラ・コミュニケーションズ）
イラスト　平松　慶

池谷敏郎《いけたに　としろう》

医学博士、東京医科大学客員講師、総合内科専門医、循環器専門医。一九六二年、東京都生まれ。東京医科大学卒業後、同大学病院第二内科に入局。一九九七年、池谷医院理事長兼院長に就任。臨床の現場に立つ傍ら、内科、循環器科のエキスパートとして、テレビ、雑誌、新聞、講演など多方面で活躍。著書に『図解「血管を鍛える」と超健康になる！』（三笠書房）、『自律神経を整える「医者の自分ごはん」超実践版』（講談社）などがある。



インターナショナル新書〇三一

# その診断《しんだん》を疑《うたが》え！

二〇一八年一二月一二日　第一刷発行

著　者　池谷敏郎《いけたにとしろう》

発行者　椛島良介

発行所　株式会社 集英社インターナショナル
〒一〇一－〇〇六四 東京都千代田区神田猿楽町一－五－一八
電話 〇三－五二一一－二六三〇

発売所　株式会社 集英社
〒一〇一－八〇五〇 東京都千代田区一ツ橋二－五－一〇
電話 〇三－三二三〇－六〇八〇（読者係）
〇三－三二三〇－六三九三（販売部）書店専用

装　幀　アルビレオ

印刷所　大日本印刷株式会社

製本所　大日本印刷株式会社




ISBN978-4-7976-8031-7　C0247

インターナショナル新書

032

# 縄文探検隊の記録

夢枕 獏　岡村道雄

かくまつとむ・構成

一万年も続いた縄文時代。日本列島に住んでいた祖先たちはどのような生活を送り、どんな精神文化を築いていたのか。日本の神々のルーツを縄文に求める作家と、縄文は真の理想郷だったと断言する考古学者が、縄文世界を探検する。

遺跡・遺物の最新情報から推論する合理的で豊かな暮らし、空海の密教と縄文の神々の関係、古代日本に渡来した人々の正体など、縄文研究の最先端を紹介。縄文人が高度な知識と文明をもっていたことが解き明かされる。

# 全国マン・チン分布考

松本 修

女陰語はなぜ大っぴらに口にできないのか？　学術的にも高い評価を得たベストセラー『全国アホ・バカ分布考』の著者が、全国市町村への膨大なアンケートに基づき女陰・男根語の方言分布図を作成。言語地理学で丹念に読み解き、古文書、春画などをつぶさにあたる。そして至った驚くべき結論とは——。一気読み必至の面白さ！　放送禁止用語に阻まれた『探偵！ナイトスクープ』の幻の企画が書籍で実現！

カラー版女陰・男根方言全国分布図付き。

インターナショナル新書

001
## 知の仕事術
池澤夏樹

多忙な作家が仕事のノウハウを初公開。自分の中に知的な見取り図を作るために必要な情報、知識、思想をいかに獲得し、日々更新していくか。反知性主義に対抗し、現代を知力で生きていくスキルを伝える。

002
## 進化論の最前線
池田清彦

ダーウィンの進化論に異を唱えたファーブル。ネオダーウィニストたちはいまだファーブルの批判を論破できていない。現代進化論の問題点を明らかにし、iPS細胞やゲノム編集など最先端の研究を解説する。

003
## 大人のお作法
岩下尚史

芸者遊び、歌舞伎観劇、男の身だしなみ――大事なのは身銭を切ること。知識の披露はみっともない。『芸者論』(和辻哲郎文化賞)の作家が、「子ども顔」の男たちにまっとうな大人になる作法を伝授する。

004
## 生命科学の静かなる革命
福岡伸一

二五人のノーベル賞受賞者を輩出したロックフェラー大学。客員教授である著者が受賞者らと対談、生命科学の道のりを辿り、本質に迫った。『生物と無生物のあいだ』執筆後の新発見についても綴る。

# インターナショナル新書

005
## 映画と本の意外な関係！
町山智浩

映画のシーンに登場する本や言葉は、作品を読み解くうえで重要な鍵を握っている。作中の本や台詞などを元ネタの文学や詩まで深く分け入って解説し、アメリカ社会の深層をもあぶり出す、全く新しい映画評論。

006
## 怪魚を釣る
小塚拓矢

コンゴのムベンガや北海道のイトウなど、世界四〇カ国以上で五〇種以上の怪魚を釣り上げてきた著者がこれまで蓄積したノウハウを披露。怪魚を釣り、食し、研究する楽しみを綴る。

007
## ロシア革命史入門
広瀬　隆

世界初の社会主義国を樹立したロシア革命の本質は「反戦運動」だった！　レーニン、トロツキー、スターリンたちの人間模様を描きながら新しい視点で20世紀最大の社会実験の実像をとらえ直す。

008
## 女の機嫌の直し方
黒川伊保子

なぜ女たちは思いもかけないところで不機嫌になるのか？　男にとって理不尽ともいえる女の不機嫌。その謎をＡＩ研究者が解き明かす。男女の脳の違いがわかれば、生きることが楽になる！　福音の書。

# インターナショナル新書

009

## 役に立たない読書

林 望

読書は好奇心の赴くままにすべし！ 読書に実用的な価値ばかりを求める傾向に異を唱える著者が、古典の楽しみ方、古書店とのつきあい方、書棚のつくり方などを披露。書物に触れる歓びに満ちた読書論。

010

## 国民のしつけ方

斎藤貴男

政権による圧力と、マスメディアの過剰な自主規制により歪められる真実。知る権利を守るためにできることは何か。日本のジャーナリズムの現状に危機感を抱く著者が国民をしつける構造を読み解く。

011

## 流れをつかむ技術

桜井章一

川や風に流れがあるように、勝負事にも流れがある。麻雀の裏プロの世界で二〇年間無敗の伝説を持つ桜井章一が、勝負の場で身につけた「流れのつかみ方」を伝授。運をあやつる術を身につける！

012

## 英語の品格

ロッシェル・カップ
大野和基

「please」や「why」は、使い方を間違うとトラブルの元になる!? 日英両言語とその文化に精通した著者がビジネスや日常生活ですぐに役立つ品格のある英語を伝授する。

# インターナショナル新書

013

## 都市と野生の思考

鷲田清一
山極寿一

哲学者とゴリラ学者の知的破天荒対談！　京都市立芸大学長、京大総長でもあるふたりがリーダーシップ、老い、家族、衣食住の起源と進化など多岐にわたるテーマを熱く論じる。

014

## アベノミクスによろしく

明石順平

アベノミクスの実質GDPの伸びは、民主党時代の3分の1！　しかも、2014年度の国内実質消費は戦後最大の下落を記録。その欺瞞と失敗を、政府や国際機関による公式データを駆使して徹底検証する。

015

## 戦争と農業

藤原辰史

トラクターが戦車に、化学肥料は火薬に――農業における発明は、戦争を変え、飽食と飢餓が共存する不条理な世界を生んだ。この状況を変えるために、わたしたちにできることとは。

016

## 深読み日本文学

島田雅彦

「色好みの伝統」「サブカルのルーツは江戸文化」「一葉の作品はフリーター小説」など、古典から近代文学、戦後作品、さらにAI小説までを作家ならではの切り口で解説。

# インターナショナル新書

017
## 天文の世界史
廣瀬　匠

西欧だけでなく、インド、中国、マヤなどの天文学にも迫った画期的な天文学通史。神話から最新の宇宙物理までを、壮大なスケールで描き出す！　暦や陰陽師から彗星、超新星残骸まで、知られざる逸話も満載。

018
## サラリーマンの力
亀渕昭信

伝説のDJにして、ニッポン放送元社長という、会社員人生を極めた著者による新しいサラリーマン論。企画力や営業力の重要性、社内政治の対処法など、会社と共に生き、チャンスをつかむ方法を伝授する。

019
## ファシズムの正体
佐藤　優

ファシズムの足音に抗するためには「ファシズムの論理」を正確に理解する必要がある。ムッソリーニのファシズム、ヒトラーのナチズム、戦前日本の軍国主義の違いとは？　ファシズムの本質に迫る。

020
## カストロとゲバラ
広瀬　隆

青年弁護士だったカストロが、盟友の医師チェ・ゲバラらと成就させたキューバ革命。アメリカに屈せずに教育・医療費が無料の国家を維持できたのはなぜか？　キューバ史を壮大なスケールで描く。